健康診断の結果が悪い人が絶対にやってはいけないこと

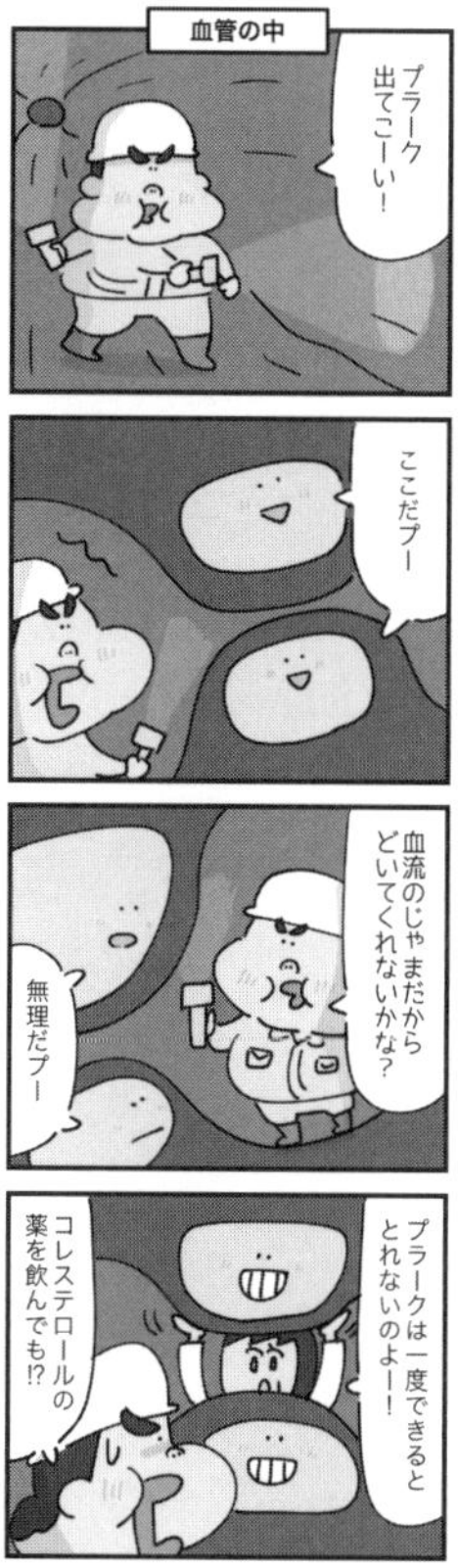

大阪大学特任准教授
野口緑

日経BP

プロローグ

「こんにちは。今日はお会いできてとてもうれしいです。ぜひお会いしたいと思っていたんです！」

私は**保健指導**のとき、いつもこんな言葉で話を始めます。

保健指導とは、一般的に、健康診断の結果が良くなかった方が、保健師などと面談をして、自分の健康状態を把握し、今後の生活の改善について相談をするものです。

血圧や血糖値が高かったり、悪玉コレステロールの値が良くなかったりする方は、「面談に行ったら、叱られるんじゃないか」と思って憂鬱《ゆううつ》になるかもしれません。健康のためにお酒を控えましょうとか、運動をしなさいなどと言われるのは、想像しただけでも嫌ですよね。また、「仕事が忙しいんだから、面談なんて行っている暇がないよ」なんておっしゃる方もいます。

だから、保健指導の面談で「お会いできてとてもうれしいです」と私が言うのは、本心なのです。憂鬱な面談に足を運んでくれたということは、**自分の体を心配している**ということの表れだからです。

そしてそれは、この本を手に取ってくださった方も同様です。ご自身の体のことを心配していらっしゃるわけですから、みなさんにも「この本を開いてくださって、ありがとうございます！」と心からお伝えしたいのです。

●自覚症状がないから行動を起こさない？

健康診断の結果が悪くなってしまっても、積極的に行動を起こして改善しようと思う人は、そんなに多くはないでしょう。

この本を手に取ってくださったみなさんは、問題意識があって、ある意味〝エリート集団〟にいると思いますが、それでも医療機関を受診して医師に相談したり、習慣的に運動したり、お酒を減らしたり、禁煙したりすることは、面倒だと感じることでしょう。

なぜ面倒だと感じてしまうのか。最大の理由は「**自覚症状がないから**」だと思います。

血圧や血糖、コレステロールなどの値が基準値から外れても、それだけでは自覚症状はほとんどありません。

痛くもかゆくもないので、「急いで何かやらなければ」という気持ちが起こりにくいというわけです。

世の中の大多数の人は、自覚症状が緊急度を表していると考えて、「体のどこかが痛くなったり、具合が悪くなったりしてから病院に行けばいいだろう」と思って、やり過ごしているのです。

それはまさに、「**自分事としてとらえられない**」状態です。これは、行動を起こそうと思わないもう1つの理由だといえるでしょう。

例えば、血圧が高い人は、「食事の塩分を減らしましょう。タバコを吸っている人は禁煙をしましょう。太っている人はやせましょう」という話を耳にタコができるほど聞いているはずです。

ですから、面談で改めてそんな話をされても、「**言われなくても分かっている。いつも同じ話なんだから**」と反発したくなりますよね。

タバコを吸ったり、運動不足になったり、お酒を飲み過ぎたりすると健康に悪いということは、誰でも知っています。健康診断の結果が悪くてもそうした生活習慣を改善しようとしないのは、自分事としてとらえるチャンスがなかったからだと思うのです。

● 突然死、過労死の背景に「健診結果の異変」

それでは、どうしたら問題を自分事としてとらえ、行動を起こせるのでしょうか。人の行動が変わることを「**行動変容**」といいます。思えば私は、行動変容をテーマにしてさまざまなチャレンジを続けてきました。ここで、私がこれまで取り組んできた経験の中から、2つのお話をしたいと思います。

1つ目は、今から約20年以上前の2000年頃、私が兵庫県尼崎市役所で市の職員の健康をマネジメントしていたときの話です。

当時、市の職員は4500人くらいでしたが、**驚いたことに毎年多くの職員が亡くなっており、多い年には20人近くにもなっていました。** 高齢者ではなく、60歳以下の現役世代がそんなに多く亡くなっていたと初めて知ったときは、大きな衝撃を受けました。

死因を見ると、生活習慣を見直せば予防できる**心筋梗塞**や**脳卒中**などの心血管疾患で、40～50代の職員が多い年で5人ほど亡くなっていました。そこで、心血管疾患の発症者の健康診断データを調べてみたところ、意外なことに、血圧や血糖値はやや高めだけれど、高血圧や糖尿病と診断できるレベルではない方がほとんどでした。そのため当時は「**過労死**」あるいは「**原因不明の突然死**」といった言葉で処理されていたのです。

しかし、どこかに兆候があったのではないかと考え、各人の入庁時からのデータをつなぎ合わせて調べてみると、倒れた人たちに共通項目が見つかりました。

まず、**30〜40代の頃から肥満が続き、40歳を過ぎた頃から血圧高値や高中性脂肪などの血管病の危険因子（リスクファクター）が重なり始めていました。**ただ、どの値も「病気」と診断されるほどではなく、正常範囲の基準値を少し超えるくらいで、その「ちょっと高い」が重なる状態が少なくとも10年続いていたんですね。

血管にダメージが蓄積されると、ある日、過労などのストレスや睡眠不足、飲み会での深酒や急激な体重増加などが引き金になって、脳や心臓の血管が破綻します。こうして、脳卒中や心筋梗塞が起こってしまうのです。

●リストの上から3番目の人まですでに倒れていた

私は、こうした事実に気がつき、中性脂肪、血圧、血糖値、LDL(悪玉)コレステロールなどの結果値について、病気と診断される値よりも少し低い「**予備群基準**」を設定し、それをオーバーする項目の多い順に職員を並べてみました。

すると、どんなことがわかったと思いますか？

なんと、**リストの上から3番目の人まで、すでに倒れていたのです。**

1番目の人は脳梗塞で入院中、2番目の人は心筋梗塞で休職中。そして3番目の人は、つい最近亡くなっていました。

私は、リストの4番目以降の人たちが気になり、慌てて上から順番に1人ずつ面談に来ていただき、とにかく倒れる前に何とかしよう、と必死に保健指導をしました。

するとうれしいことに、翌年以降、職員の心血管疾患による死者はゼロになったのです。

●「新しい保健指導」で医療機関の受診率が大幅アップ

そして、私が自分の経験の中からお話ししたいことの2つ目は、2017年から全国43の自治体を対象に、保健指導の効果を検証するために行った**大規模臨床試験**についてです。

尼崎市では、市の職員だけでなく、市民への保健指導でも大きな成果を挙げていました。こうした新しいタイプの保健指導がほかの集団でも効果があるのかを調べるために、その大規模臨床試験では、大阪大学の磯博康教授をリーダーとして、全国43の自治体のうち、21の自治体には「新しい方法」で保健指導を行ってもらい、残りの22の自治体は「従来の方法」で保健指導を行ってもらいました（*）。

新しい方法では、まず健康診断の結果を示す表に工夫をしました。よくある健康診断の結果表は、項目と結果の値がずらっと並んでいるだけで、どの項目が重要かもわからないですよね。そうではなく、各検査項目に重みづけをし、チャート図を活用して自分の「血管障害」がどの段階まで進んでいる可能性があるのか、見ればわかるように示したので

＊J Atheroscler Thromb. 2023 Mar5.

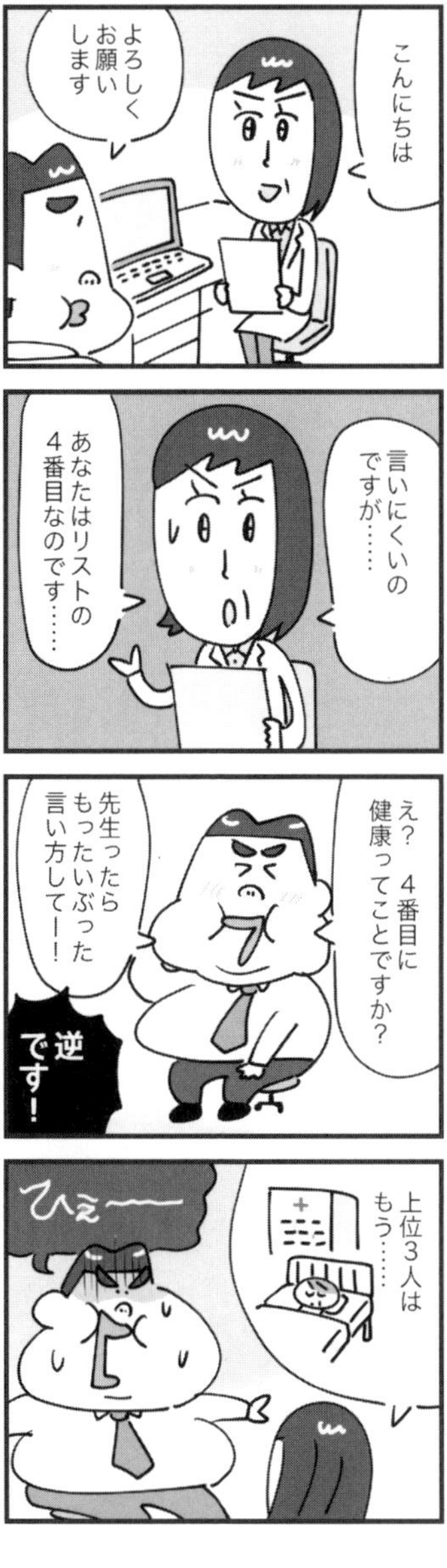

こんにちは
よろしくお願いします
言いにくいのですが……
あなたはリストの4番目なのです……
え？ 4番目に健康ってことですか？
先生ったらもったいぶった言い方してー！
逆です！
上位3人はもう……
ひぇ～～～

す。また、説明資料ではビジュアルを駆使し、このままだと自分の体がどうなっていくのかを示す「病態生理」を、科学的に説明できるようにしました。

その結果、どうなったでしょうか。

保健指導の1年後までに医療機関を受診してくれた人の割合で比べると、**新しい方法を使った自治体のほうが、50％近くも行動変容を起こす人が増えました。**ＬＤＬコレステロールの値が高い人に限ると、70％近くも上昇したのです。

●結果が悪い人が「やってはいけないこと」とは？

この本は、健康診断の結果があまり良くない人が、自分の行動を変えようという気持ちになってくださることを目的としています。

私自身が、健康診断の結果に不安を持つ読者のみなさん1人1人に対して、保健指導の面談ができたらいいのですが、それはなかなか難しいので、代わりに本を書きました。

本書を読み終えたときに、「よし、自分の体を良くしよう！」という気持ちになってくださったら、こんなにうれしいことはありません。

そして、『**健康診断の結果が悪い人が絶対にやってはいけないこと**』というタイトルにある、「絶対にやってはいけないこと」とは何だと思いますか？

お酒を飲み過ぎてはいけないとか、運動しないで週末ゴロゴロ寝ていてはいけないとか、肉ばかり食べ過ぎてはいけない、といったことではないかと思うかもしれません。

しかし、それは違います。もっと、みなさんが意外に思うようなことなのです。

「絶対にやってはいけないこと」が何なのかについては、1章で解説していますので、ページをめくってぜひその目で確かめてください。

また、2章では、健康診断の結果が悪い人の「体の中」がいったいどうなっているのかを解説し、その対策を紹介します。血圧や血糖、脂質など、健康診断の項目ごとにまとめましたので、自分が該当するところを重点的に読み進めてもいいでしょう。

そして3章では、よくある6つのケースとその対策について紹介しています。人の体は千差万別ですが、健康診断の結果が悪くなっていくパターンにはいくつか共通点もあります。この章も、自分によく似たケースについて重点的に読むといいかもしれません。

4章では「一生使える体づくり」のために、食事と運動のヒントをまとめます。5章では、自分の体と健康診断についてさらに学ぶために、Q&A形式で解説しています。

●体の中で「何が起きているか」を理解すると行動につながる

私が自分の経験を通じて確信しているのは、自分の体の中で何が起きているのかを理解すると、納得して行動を起こそうとする人が多いということです。

専門家はつい、「一般の人は難しい話を理解できないだろう」と思いがちです。そのため、「高血圧の人は食事の塩分を減らしましょう」とか「コレステロールの高い人は動物性脂肪を減らしましょう」などと、途中の説明をはしょって、やるべきことだけを示したりしてしまうのです。しかし、それでは心に刺さりません。

そうではなく、医学的・科学的に少し難しい話であっても一生懸命解説すると、自分がいかに、血管や臓器に無理をさせていたのか気づき、真剣に受け止めてくれて、行動を起こしてくれることが多いのです。ですから、本書では、少々難しい話でも、できるだけわかりやすく説明してみることにします。なんとか理解してもらえるよう、一生懸命解説しますので、最後までお付き合いいただけると幸いです。

野口緑

目次

第2章

健康診断の結果が悪い人の体の中で起きていること 51

第3章 こんなときどうすればいい？よくあるケース別対策

第4章

一生使える体づくりのための食事・運動のヒント

第5章

Q&Aで学ぶ健康診断と体のこと 247

第1章

健康診断の結果が悪い人がやってはいけないこと

1 結果の項目をバラバラに見てはいけない

●メタボ健診の目的はたった1つのことを知るためにある

会社や自治体で健康診断を受けた後、あなたはその結果をどのように見ているでしょうか？　結果の表にある1つ1つの値を見て、基準値を超えているかどうか一喜一憂している人が多いように思います。

「血圧が高いんだよね。最近は悪玉コレステロールも増えてきた」

「血糖値はそんなに高くないんだよ。でも中性脂肪がなぁ」

という感じです。飲み会などでも、こうした「健康診断の結果」の話で盛り上がることが多いかもしれません。

しかし、健康診断の結果について、そのように項目ごとにバラバラに見て終わりにするのは、正しい見方ではありません。

そもそも、会社で行う健康診断は、根拠になっている法律から見ても、職場配置における就労の可否や、健康上禁止あるいは配慮すべきことを判断するのが目的です。例えば、耳の聞こえが悪いのに車が往来するような場所で作業するのは危険ですよね。そういう判断材料にするのが本来の健康診断の目的です。

それに加え、40歳以上になると、**「特定健診（メタボ健診）」**を受ける必要があります。これは、脳卒中や心筋梗塞などの心血管疾患（心臓や血管の病気）の重症化や、糖尿病の合併症を予防する目的で2008年からスタートした制度で、職場の健康診断の場合にはそれと一緒に行われることがほとんどです。

そして、メタボ健診の結果は、項目ごとにバラバラに見るのではなく、そこからあなたの**「血管の状態がどうなっているか」**を知ることが重要になります。自分の血管を取り出してその状態を調べることはできませんが、健康診断の結果を見れば血管の状態を推測できるのです。

「人は血管から老化する」という言葉を聞いたことはないでしょうか。血管の状態はその人の健康状態を左右します。血管が傷むと、血管の壁が硬くなったり「プラーク」というコブができたりする「動脈硬化」が起き、心筋梗塞など命にかかわる疾患の元凶となってしまいます。

●「あなたの血管は今どの段階にあるか」がわかる

では、健康診断の結果から、どのようにして血管の状態を推測できるのでしょうか。

例えば、中性脂肪の値が基準値を超えたり、肝機能の値（γ－GTPなど）が悪くなったりすると、「**血管の問題が潜在的に進んでいる**」可能性があります。さらに、血圧やLDL（悪玉）コレステロールの値が高くなると、その次の「**血管が傷み始めている**」段階になります。そして、尿たんぱくやクレアチニンなどの腎機能の値が悪くなってきたら、「**血管に深刻な変化が生じている**」と考えられます。

次ページの図をご覧ください。健康診断で異常値が出た項目にチェックを入れると、あなたの血管の障害がどれぐらい進んでいるかがわかります。

健康診断の結果から今の「血管の状態」がわかる

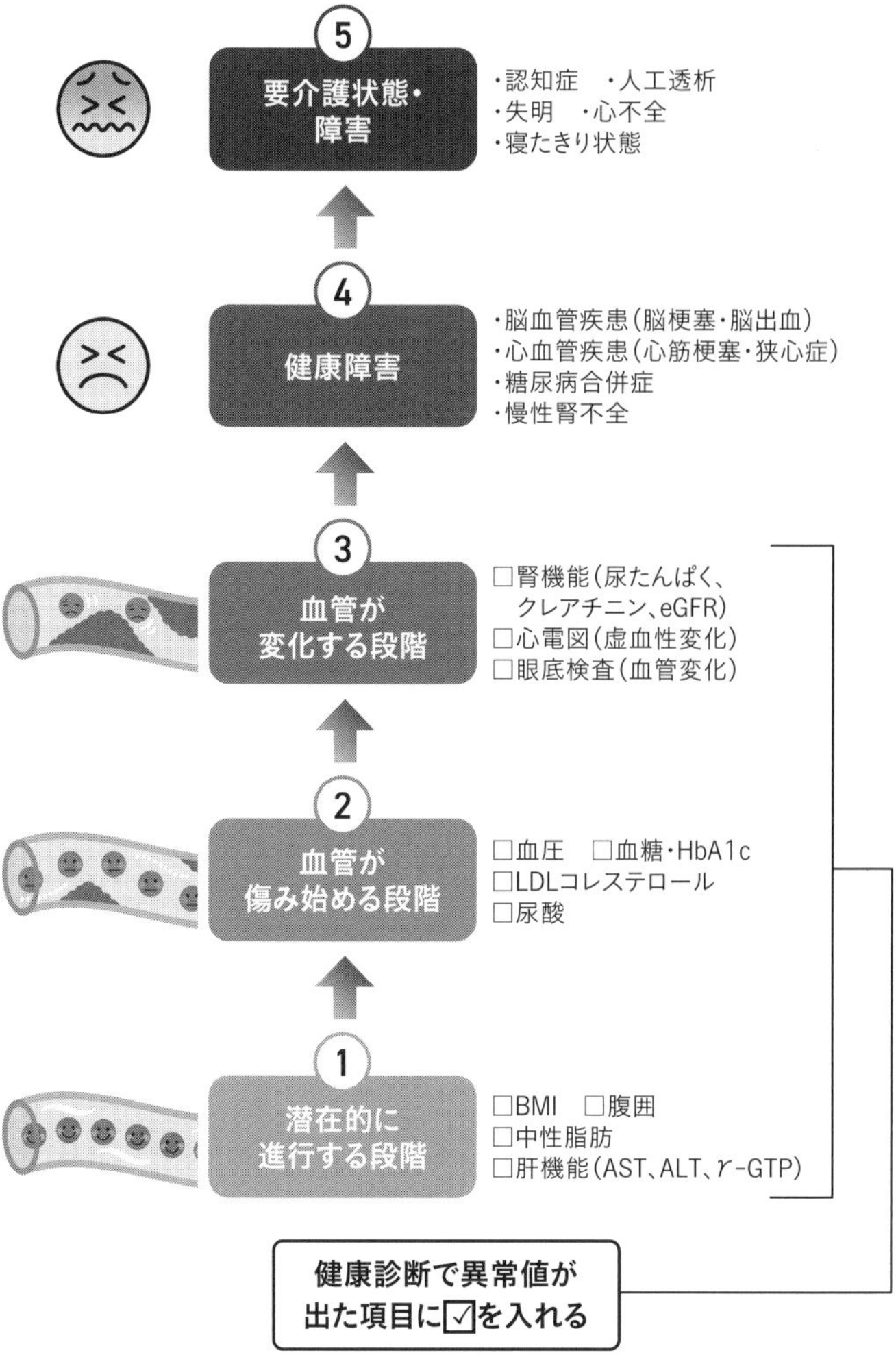

メタボ健診の結果で大切なのは、そこから自分の「血管の状態」を把握すること。健康診断で基準値から外れた項目にチェックを入れてみよう

●基準値を超えていれば病気というわけではない

健康診断では、検査項目ごとに「この範囲であれば大丈夫」だと考えられる「基準値」があります。この基準値は、一般的に、多くのデータを集めて、95%の正常の人が含まれるように決められています。

そして、「基準値を外れたら、即、病気！」というわけではありません。基準値の範囲内でも病気の人が含まれることがありますし、基準値を外れても病気ではない人が含まれる場合もあります。そして、健康診断の結果だけで病気を診断することはできません。入社試験でいえば書類選考みたいなもので、本番はこれからなのです。

例えば糖尿病の検査では、ＨｂＡ１ｃ（ヘモグロビンエーワンシー）をチェックすることをご存じの方も多いでしょう。これはブドウ糖がたんぱく質とくっつく性質を利用して行う検査です。血液中のたんぱく質でできているヘモグロビンが糖とくっついている割合を見るもので、過去１～３カ月の血糖値を反映しています。

メタボ健診ではＨｂＡ１ｃが５・６%未満だと正常とされていますが、その基準値を超えていればただちに糖尿病というわけではありません。血液中のブドウ糖を処理して、血糖値を正常に戻す力（耐糖能）が落ちてきているか、追いついていないということであって、まだ糖尿病とは断定できません。

糖尿病の疑いありとされるのは6・5％以上です。つまり、メタボ健診では基準値を5・6％とあえて低く設定しています。これは、耐糖能が落ちてきている可能性がある人を早い段階で見つけ出して、生活習慣を見直して耐糖能を改善させ、本当に糖尿病になるのを防ごうという意図があるわけです。

●中性脂肪より尿たんぱくが悪いほうがずっと深刻

一般的な健康診断の結果表では、すべての項目がずらっと並んでいるだけで、「重みづけ」がなされていません。しかし実際のところは、例えば「**中性脂肪**」の値が悪い場合よりも、「**尿たんぱく**」に問題があるほうがずっと深刻です。

中性脂肪は30～149mg／dLの範囲が正常とされています。ところが、中性脂肪の数値は運動量や食事量で簡単に変動するもの。身体活動による消費エネルギーが増えるか、食事からの摂取エネルギーが減れば、中性脂肪の値はほとんどの場合すぐに低下します。逆に、焼肉の食べ放題などに行った翌日は、高くなることがあります。

長期間にわたって中性脂肪が高い状態が続くと、動脈硬化を進めるリスクになるため注意すべきなのですが、中性脂肪だけが基準値をわずかに超えていたからといって、それだけで即、致命的な状態だということではありません。

それに対して、「尿たんぱく」の項目はどうでしょうか。通常、腎臓の糸球体《しきゅうたい》という毛細血管は、細胞の材料になる大切なたんぱく質をむやみに外に捨ててしまわないよう、2重のバリアで守っています。それなのに、尿にたんぱく質が出ているということは、この血管が傷んでいる可能性を示唆しています。

糸球体はとてもデリケートな血管の塊で、一度壊れると再生しません。つまり、尿たんぱくが出ているということは、糸球体が壊れている可能性があり、中性脂肪が基準値を超えている場合よりも、ずっと深刻だといえるのです。

そのため、先ほどの血管障害の進行の図でも、中性脂肪は下のほうにありますが、尿たんぱくはそれよりも上にあるのです。

●過去のデータと比較し、値が悪くなった原因を探る

健康診断の結果を見るときは、前回や前々回の健康診断の値と比べて、現在の自分の状態を判断することも重要です。例えば、血圧やＨｂＡ１ｃが基準値の範囲内であっても、少しずつ上がっている場合は要注意です。

過去のデータとの比較は、現在、体の中で起こっていることが、どのような生活習慣から引き起こされているのかを考える手がかりになります。

私は、保健指導の面談で、「去年と比べて中性脂肪が上がっていますが、生活の変化など何か思い当たることはありますか？」などと問いかけて、宝探しみたいに生活習慣の変化を一緒に振り返ってみる、ということをやってきました。すると、「ああ、そういえば……」と、日頃気にも留めずに何気なく繰り返していた習慣に気づいたりするのです。

例えば、体重が増えた原因が、「娘が学校を卒業してお弁当を作らなくてよくなったので、自分のお昼ご飯も弁当から外食になった」とか、「職場が3階から6階に移って階段を使わなくなった」ということだと気が付くこともあります。

原因がわかれば、対策も取りやすいですよね。

2 具合が悪くなってから病院に行こうと思ってはいけない

●健康診断の結果が悪くても自覚症状はない

健康診断の結果が悪くても、多くの人は積極的に行動を起こそうとは思わないでしょう。なぜなら、健康診断の数値が悪くなったとしても、ほとんどの場合、「**自覚症状がない**」からです。

血圧や、血糖、中性脂肪やコレステロールなどの脂質、γ-GTPなどの肝機能の値、そして尿たんぱくやクレアチニンなどの腎機能の値が悪くなっても、多くの場合、体に痛みやつらさを感じることはないのです。

多くの人は、痛みなどの自覚症状が出てから病院に行っても何とかなるだろう、と思っているかもしれません。しかし、高血圧や糖尿病などの生活習慣病は、**「自覚症状が出てきたときには、すでに重症」**である場合が多いのです。

高血圧は、放っておくと痛みもなく進行し、ある日突然、脳梗塞、脳出血、くも膜下出血などの脳卒中や、心臓病、腎障害などを起こして、命を落としてしまうリスクが高くなります。血圧がかなり高いときは、頭痛、めまい、肩こり、動悸《どうき》などが起きやすくなるといわれていますが、これらの症状は血圧とは関係なく起きることもあります。つまり、高血圧が原因の症状なのか、わかりづらいのです。

血液中のブドウ糖の量が普通よりも多い状態が続く糖尿病にも、多くの場合、自覚症状はありません。しかし、糖尿病が進むことによって起きる合併症では、症状が出てきます。「糖尿病網膜症」になると失明したり、「糖尿病神経障害」になると足が壊死《えし》して切断しなければならなくなったりする、という話は聞いたことがあるでしょう。

肝臓は、痛みを感じる神経が通っていないので、どんなに働かされても黙って壊れていくだけです。それが「沈黙の臓器」と呼ばれるゆえんなのですが、だからこそ肝機能を数値で把握しておくことが重要なのです。

●結果の「ちょっと悪い」が重なると要注意

具合が悪くなってから病院に行けばいいだろう、と思うのがよくないもう1つの理由としては、働き盛りで心筋梗塞や脳梗塞を発症する人の健康診断の結果を見ると、大幅に悪くなっている検査項目が目立って存在するというよりも、**「ちょっと悪い」項目がいくつも重なっているケースが多い**というのがあります。

これは私が兵庫県の尼崎市役所で職員の健康をマネジメントしていたときに気がついたことで、先程も触れたように、「過労死」などで倒れた方たちの健康診断のデータを調べてみたところ、血圧や血糖値は少し高めだけれど、高血圧や糖尿病と診断できるレベルではない場合が多かったのです。

入庁時からのデータをつなぎ合わせて調べてみると、30～40代の頃から肥満が続き、40歳を過ぎた頃から血圧や中性脂肪などの値が少しずつ高くなっていました。

そして、データをつなぎ合わせることで「このタイミングで対策をすれば……」ということも見えてきたのです。

働き盛りで倒れた人のデータをさかのぼると…

A氏 54歳 脳梗塞

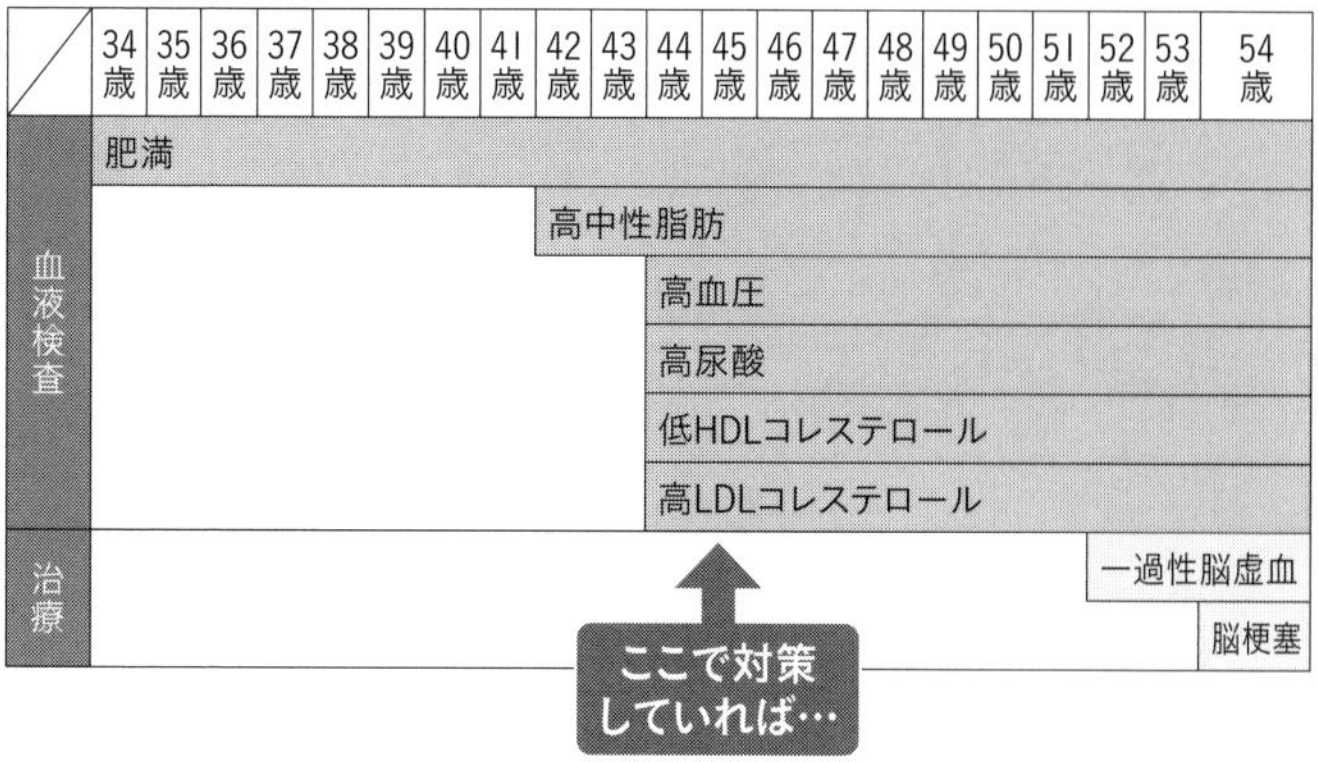

B氏 57歳 心筋梗塞

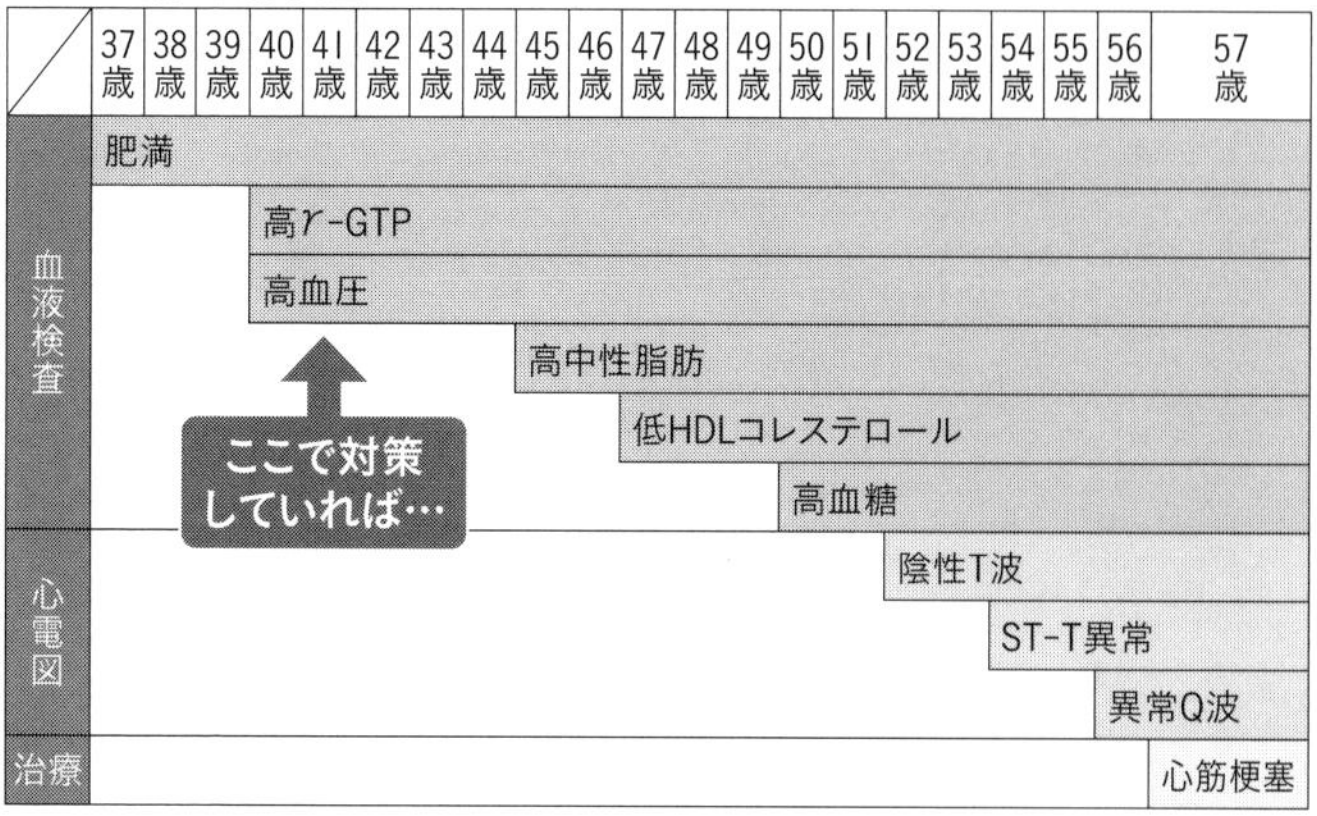

働き盛りで脳梗塞や心筋梗塞を発症した人の健康診断のデータをさかのぼると、30代から肥満があり、その後さまざまな検査項目が少しずつ悪くなっていったことがわかる

脳梗塞や心筋梗塞になると、命が助かったとしても、深刻な後遺症が残ることもあります。だからこそ、対策を始めるタイミングがとても重要なのです。

●「病院に行ってください」と言われて従う人は3割

健康診断の結果が悪いときに行動を起こす人は、どれくらいの割合でしょうか。

京都大学のグループが調査したところによると、健康診断で「**高血圧**」だという結果が出たときに、「病院に行ってください」と伝えられた人のうち、どれぐらいの割合が病院を受診するのかというと、上の血圧が160㎜Hg以上ある方でさえ、**1年以内の受診率は3割程度**だったと報告されています（*）。

別の日本の研究でも、同様に、健康診断から1年以内の受診率は、男女ともやはり3割程度にとどまっています。

健康診断で重症の高血圧だと指摘されても、7割もの人が1年経っても病院に行かないのです。そう聞いて、「なんだ、自分だけじゃないのか」と安心した方もいるでしょうか。

いいえ、安心している場合ではありません。高血圧を指摘されて、ちゃんと病院に行って

＊BMC Public Health. 2020; 20: 1419.

高血圧の治療を始めた人と治療しなかった人との差

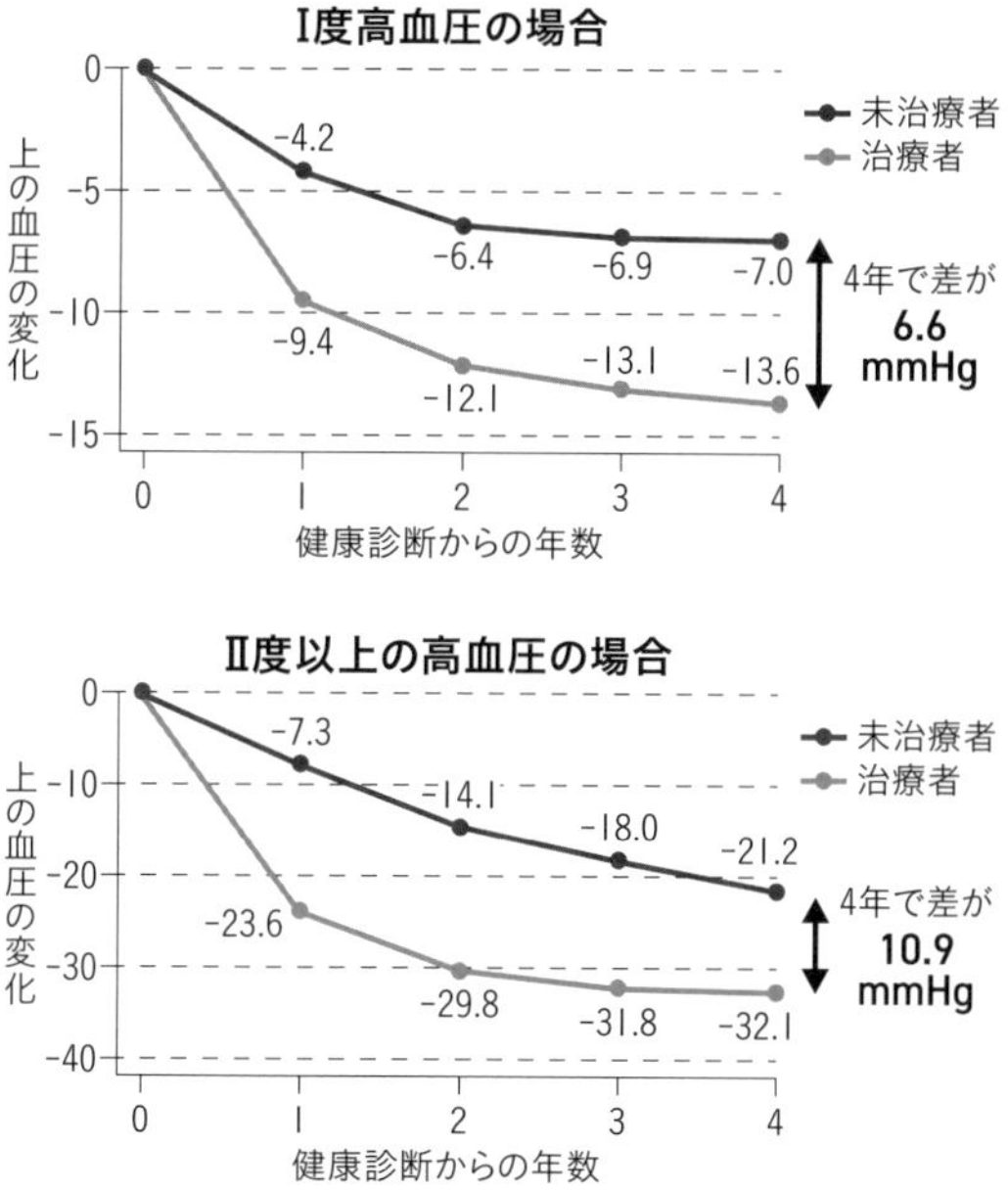

健康診断で高血圧を指摘されて治療を始めた人と、治療しなかった人との差は大きく開いてしまう。BMC Public Health. 2020; 20: 1419.

治療を始めた人と、病院には行かずにそのまま高血圧を放置した人とでは、差が開いてしまうのです。

高血圧は重症度別にⅠ度高血圧からⅢ度高血圧までありますが、Ⅰ度高血圧の場合、4年後には、ちゃんと治療をしている人との差が、6㎜Hg程度になります。Ⅱ度以上の高血圧だと、その差は10㎜Hg程度になります。

病院に行かずに放置している人と、治療を始めた人との差はこんなに大きいのです。

●血管のコブは薬を飲んでも消えない

自覚症状が出てから病院に行っても何とかなるだろうと思っている人は、「現代の日本の医療は優秀だから……」と考えている節があります。

ですが、最新の医療をもってしても、どうにもならないことがあります。

例えば、LDL（悪玉）コレステロールが動脈硬化を進めることはよく知られています。LDLコレステロールの役割の1つは、血管内皮の細胞膜の材料になることです。ところが、LDLコレステロールが多過ぎると酸化されて「酸化LDL」になります。こうしてできた酸化LDLは体にとって異物とみなされ、免疫システムの1つでもあるマクロファージという細胞に取り込まれます。

マクロファージは血管の壁の中で、たっぷりコレステロールをためてブクブクと太った「**泡沫細胞**」になります。それによって血管壁が裏側から押し上げられ、血管の内側に盛り上がった「**プラーク**」というコブができるのです（38ページ参照）。

最近は、LDLコレステロールを下げるための薬がよく知られるようになりました。

だから、「ＬＤＬコレステロールが高くなっても、後で薬を飲めば大丈夫だろう」と思っている人は多いのですが、それは誤解です。

というのも、薬を飲むことで**血液中のＬＤＬコレステロールを下げることはできますが、一度できたプラークを消すことはできない**からです。きちんと薬を飲んでＬＤＬコレステロールを厳格に管理すれば、プラークが「退縮する」という研究はあるのですが、それでもプラークが完全に消えて元通りになるわけではありません。

この話をすると「えっ、薬で血管のコブが消えるのだと思っていた」と驚く人は少なくありません。

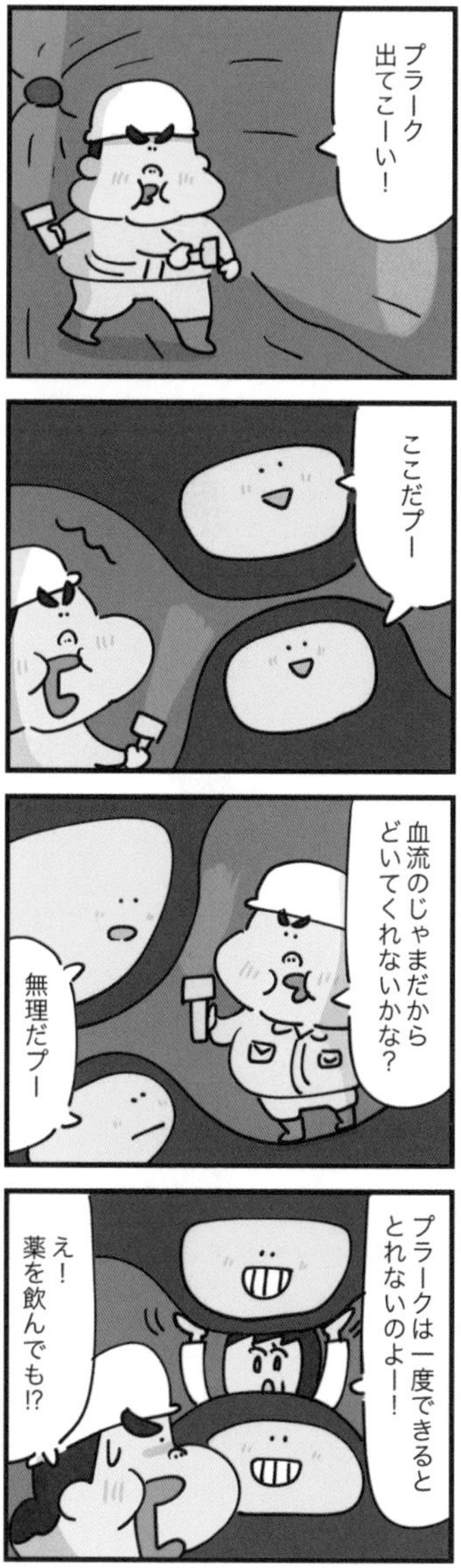
プラーク出てこーい！
ここだプー
血流のじゃまだからどいてくれないかな？
無理だプー
プラークは一度できるととれないのよー！
え！薬を飲んでも!?

3
「血管の病気」を甘く見てはいけない

●高血圧、高血糖、脂質異常が動脈硬化を引き起こす

メタボ健診で重視されるのは、**腹囲**（**内臓脂肪**）、**血圧**、**血糖値**、**コレステロール**や**クレアチニン**など「血管の状態」に関連する数値です。なぜなら、メタボ健診の目的は「血管を守る」ことにあるからです。

血圧や血糖値が高いと血管が傷つき、動脈硬化が進みます。腹囲を調べるのは、内臓脂肪の量を推測するためです。内臓脂肪が一定の量を超えると、血圧や血糖値を上げる、悪玉の「**生理活性物質**（アディポサイトカイン）」が分泌されます。

高血圧や糖尿病、脂質異常症といった生活習慣病は動脈硬化を進め、心筋梗塞や脳卒中のリスクを高くします。２０２１年の「人口動態統計」では、日本人の死因の第2位が

「心疾患（心臓病）」で第4位は「脳血管疾患」。この2つで全体の22・2％になります。血管の病気が、直接的に命を奪っているのです。

また、糖尿病の3大合併症である、糖尿病網膜症、糖尿病腎症、糖尿病神経障害も、実はすべて臓器の血管に関連するものです。糖尿病の合併症は、失明や足の切断につながるといわれていますが、それも血管の病気が原因なのです。

それでは、血管はどのようにして傷ついていくのでしょうか。**高血圧**の場合、血流による圧力で血管の内皮細胞が傷つき、線維化して硬くなり、動脈硬化につながります。**高血糖**は、血管の壁に糖がベタベタとはりつき、そこに白血球が集まって炎症を起こし、血管が傷つきます。また、**内臓脂肪**が過剰になると、血圧や血糖値を上げる物質や、血栓ができやすくなる物質が脂肪細胞から分泌され、血管を修復する物質の分泌が減ります（詳しくは55ページ参照）。**高コレステロール**になると、血管内にプラークと呼ばれるコブができ、血管が詰まりやすくなります。

太い血管の動脈硬化を図解したのが次ページです。これは、私が保健指導で使っている図を、書籍のために作り直したものです。このようなカラーの図を使って説明すると、自分の体で起こっていることの具体的なイメージが湧き、真剣に受け止めてもらえるのです。

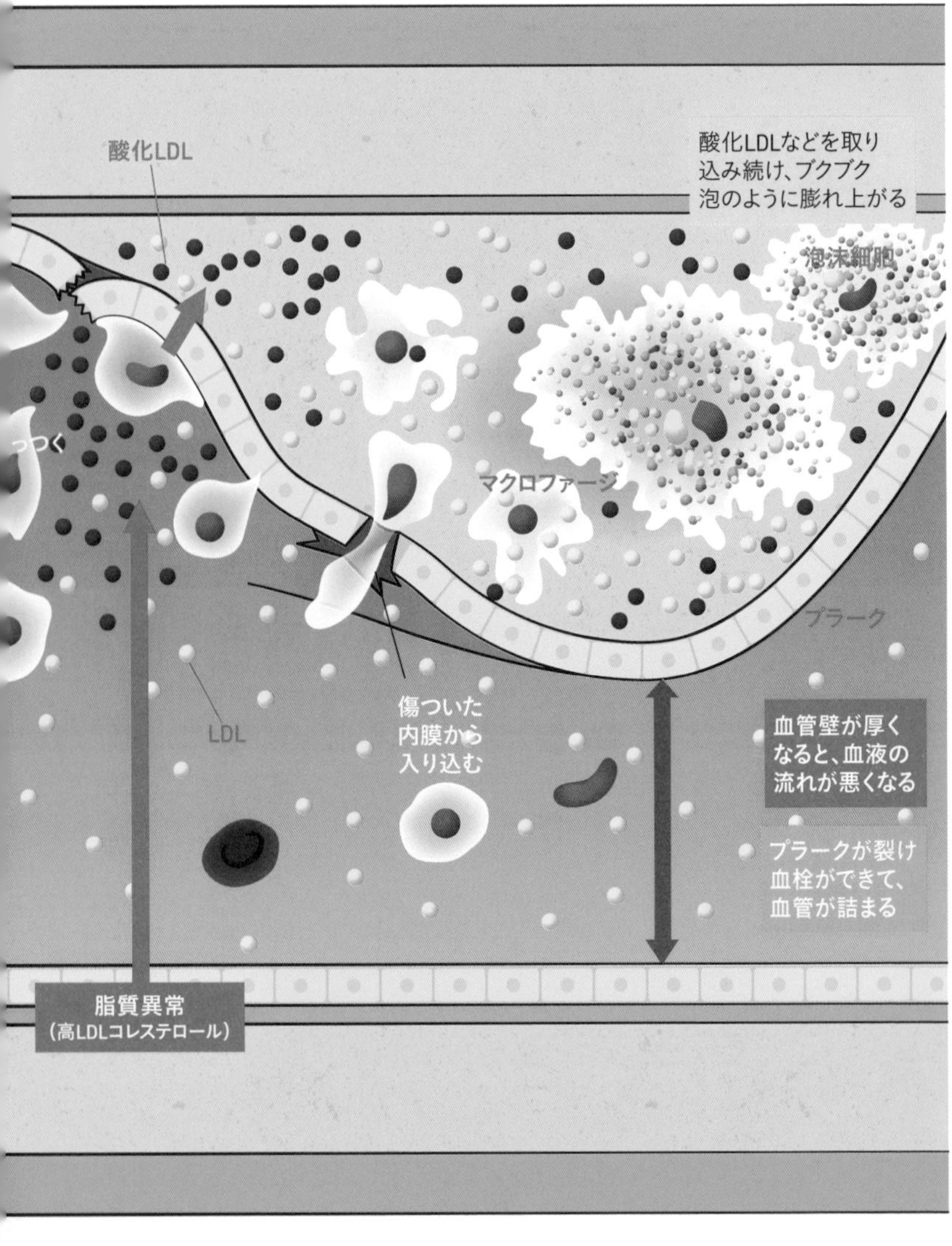
酸化LDL
酸化LDLなどを取り
込み続け、ブクブク
泡のように膨れ上がる
泡沫細胞
っつく
マクロファージ
プラーク
傷ついた
内膜から
入り込む
LDL
血管壁が厚く
なると、血液の
流れが悪くなる
プラークが裂け
血栓ができて、
血管が詰まる
脂質異常
(高LDLコレステロール)

高血圧、高血糖、脂質異常は血管にダメージを与える

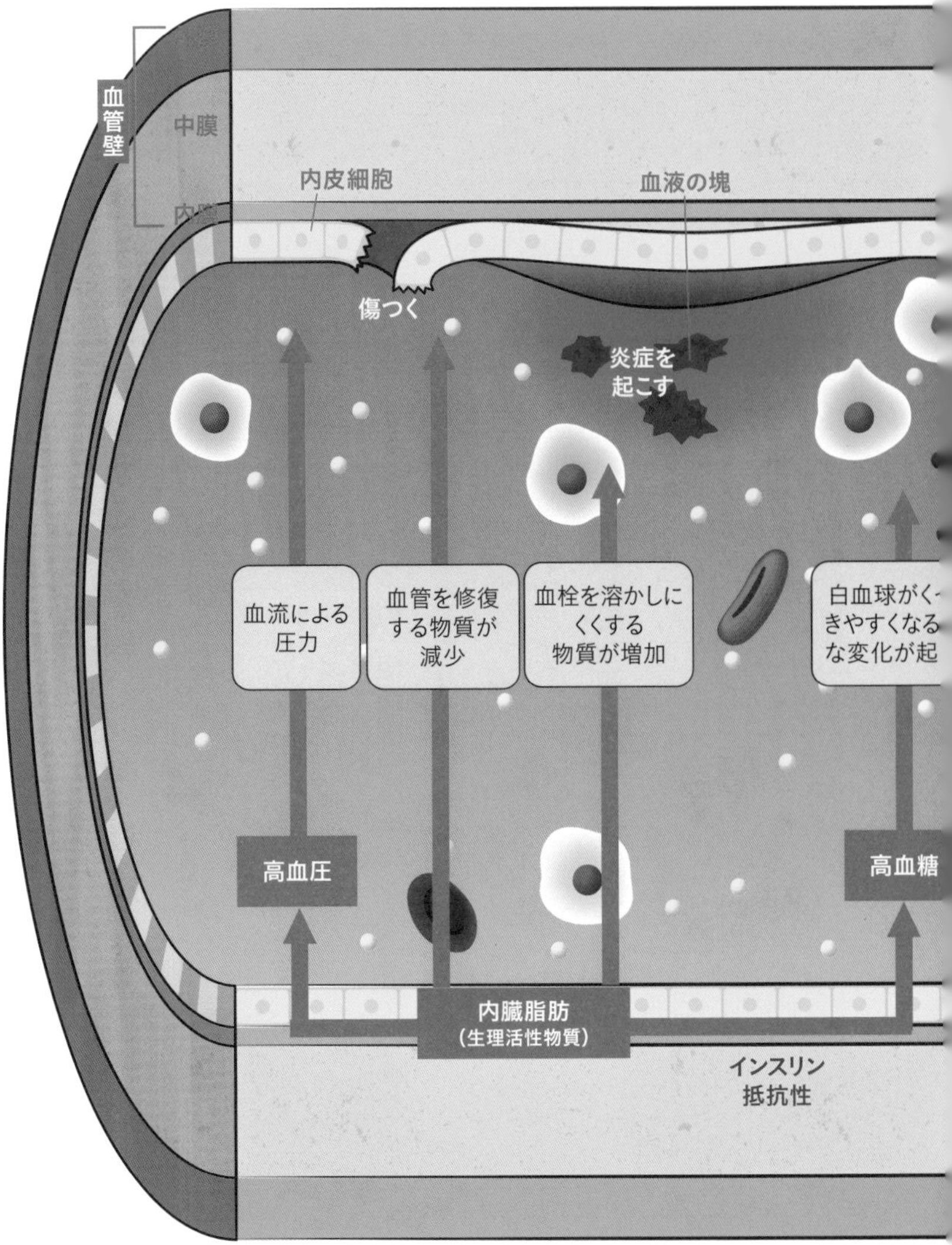

一般の人が理解しやすいように図式化したもので、医学的には厳密でない表現も含まれま

●最も負担がかかるのが脳、心臓、腎臓の細動脈

血液が全身の各細胞まで届けられる道のりを考えてみましょう。まず、心臓が収縮したときに血液が押し出されて**大動脈**を通り、そこから枝分かれした動脈を経て、さらに**細動脈**、**毛細血管**へと流れていきます。そして、毛細血管の薄い壁を通して、血液中の酸素と糖（グルコース）、脂肪、水、ホルモンなどが、組織中の老廃物と交換されます。

この交換がうまくいくためには、毛細血管では血液を一定のゆっくりしたスピードで流さないといけません。しかし、心臓から血液を押し出すときにはしっかり圧をかけないと頭や足の先まで到達しません。大動脈と毛細血管の間に入って調整をしているのが**細動脈**です。心臓から出た血液の血圧が末端の毛細血管で35㎜Hgほどになるよう、ここで減圧しているのです。ですから、**血管の中でも最も傷みやすいのが細動脈だといえます。**

脳の場合を考えてみましょう。心臓から送り出された血液が通る最も太い血管である大動脈は、内膜、中膜、外膜の3重構造になっていて、直径も2・5㎝くらいあります。そこからどんどん枝分かれしていき、首の頸動脈になると直径が8㎜くらいですが、かかる

圧力は心臓から出たときとさほど変化しません。さらに血管は分岐して細くなり、脳の細動脈は直径0・2㎜くらい。その先の毛細血管は、最も細いもので0・002㎜です。

脳の細動脈の1つには「**穿《せん》通《つう》枝《し》動脈**」と呼ばれる場所があります。脳梗塞の3分の1くらいはこの穿通枝動脈で起こっています。

脳の細動脈が詰まりやすいのは、構造が複雑であるためです。手足の血管は木の枝のように無理なく枝分かれしていますが、脳の血管はスペースの限られた狭い頭蓋骨の中で、くねくねと曲がっています。脳は全身の血液の20%が集まっており、この大量の血液を隅々の細胞まで送らなければいけないので、このような構造になっているのです。そのため、脳の血管は柔らかくできていて、全身のほとんどの動脈は3重構造ですが、脳の動脈は外弾性板がない、いわば2重構造になっています。

脳と同様に、特に細動脈の負担が大きい血管があるのは、**心臓**と**腎臓**です。脳、心臓、腎臓の細動脈は、すべて太い血管からほぼ直角に分かれていて、その付け根は高い圧力にさらされます。

次ページの図は、脳と心臓、腎臓の血管について解説した図です。保健指導でも、このような図を使用しています。

脳

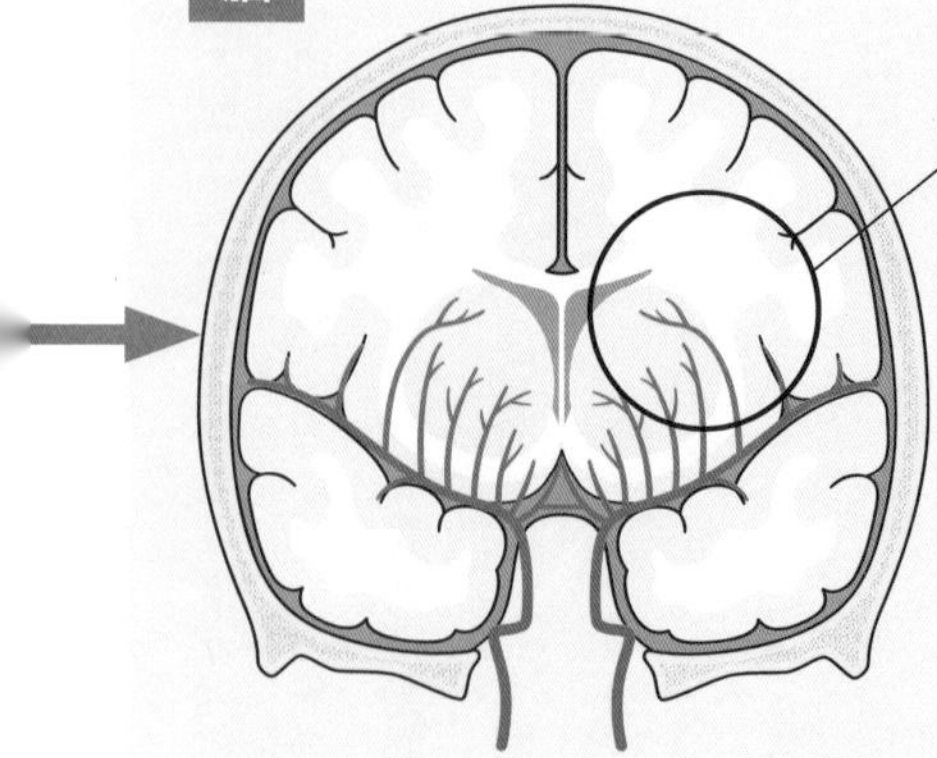
穿通枝《せんつうし》動脈
太さ0.2mm
脳梗塞の3分の1くらいはここで起こっている

脳の血管の特徴
- 太い血管から急に細い血管になる
- 急に曲がったりUターンするところがある

腎臓

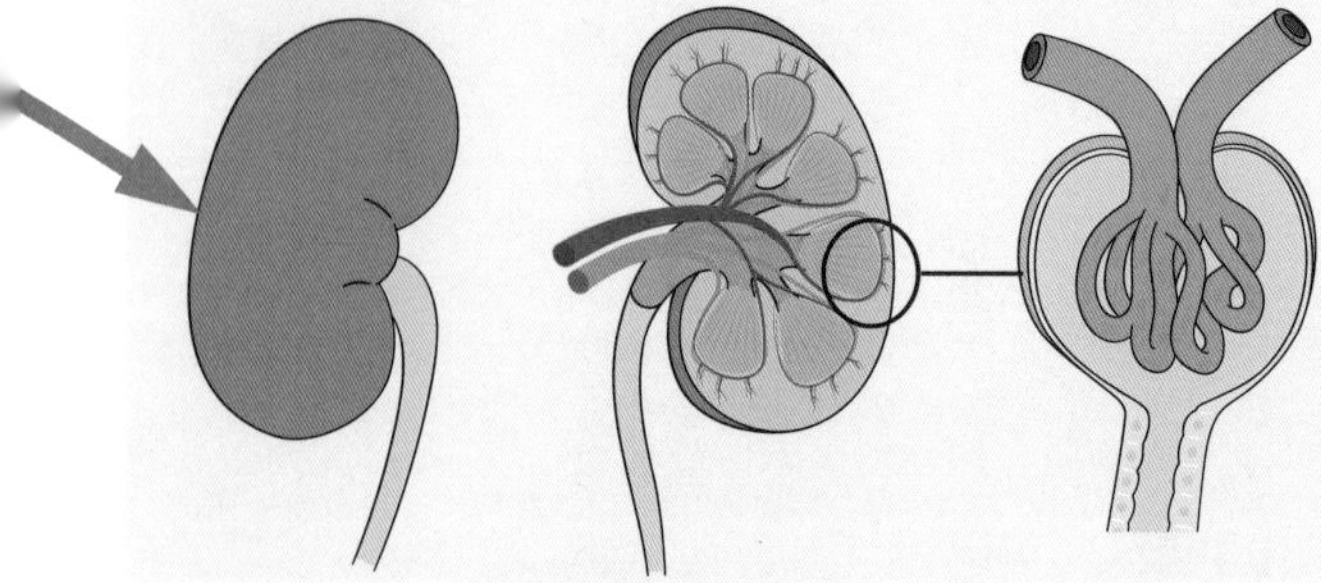
糸球体
太さ0.05mm
糸を丸めて球のようにした血管

腎臓の血管の特徴
- 太い血管から急に細い血管になる
- 糸球体内の血圧がほかの血管より高い

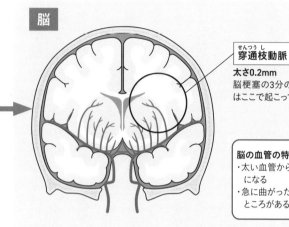

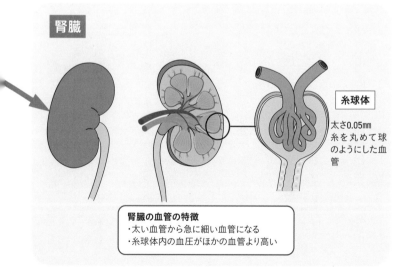

脳、心臓、腎臓の「細動脈」は最も傷つきやすい

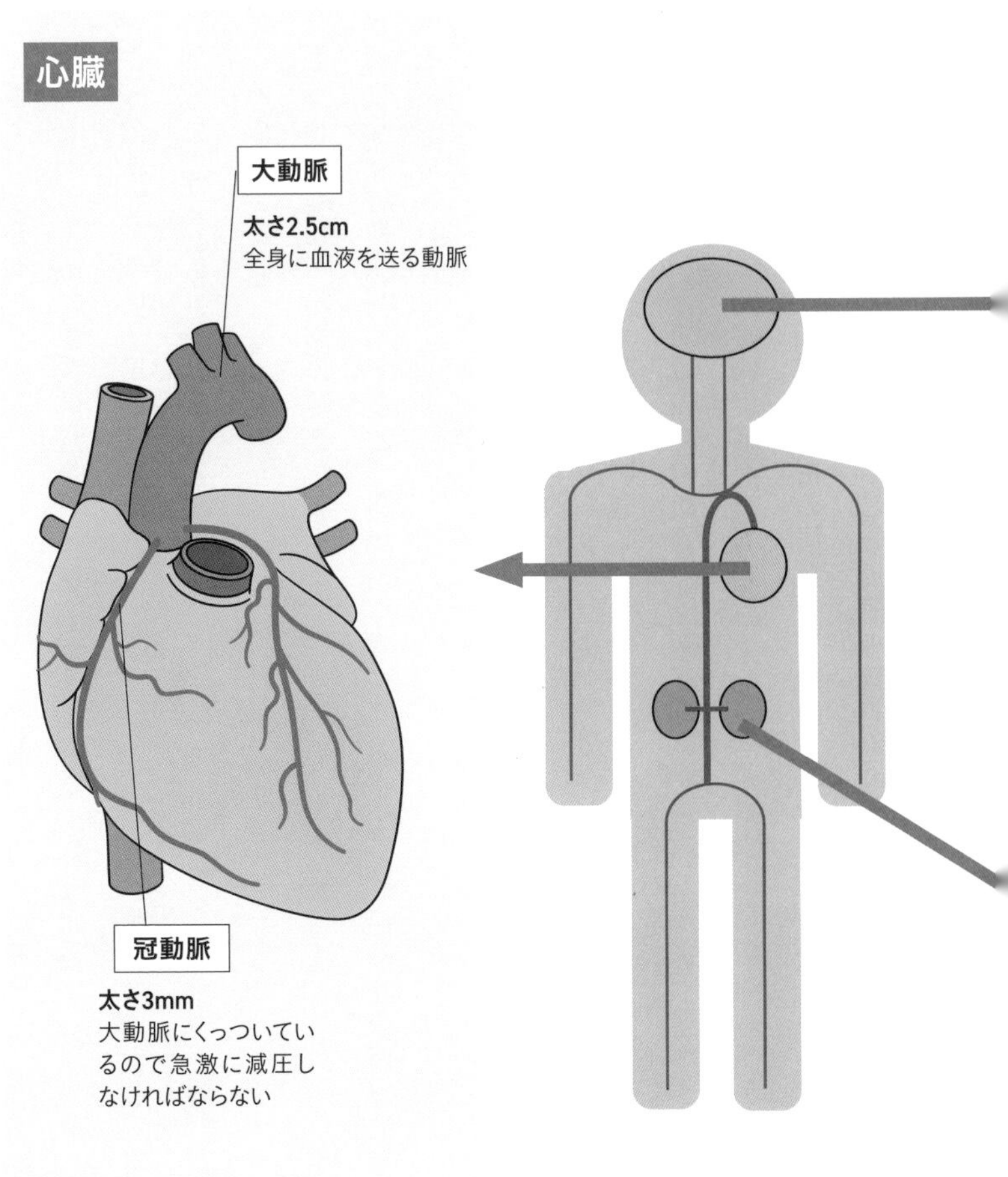

一般の人が理解しやすいように図式化したもので、医学的には厳密でない表現も含まれます

心臓の細動脈は心臓の筋肉に血液を送る「**冠動脈**」です。直径3㎜ほどの冠動脈は、直径2・5㎝もある大動脈に直接くっついているので、急激に減圧しないといけません。直角に枝分かれしている川をイメージしてもらうとわかりやすいのですが、流れが枝分かれの部分にぶつかると、その部分の壁が傷んでしまいます。すると、血管が破れないように、その部分が硬くなったりします。

こうして冠動脈の動脈硬化が進んで血流が悪くなると、胸に痛みが出る狭心症のリスクが高まり、冠動脈が詰まると心筋が死んでしまう心筋梗塞が起こるのです。

●眼底検査と腎機能の検査で細動脈の様子がわかる

高血圧になると、細動脈にはさらに無理がかかります。また、血糖値やコレステロールの値が悪いと、細動脈の内面の血管内皮細胞に障害が起こります。

細動脈の状態を間接的に調べる方法の1つに、「**眼底検査**」があります。眼底検査の目的は、緑内障や網膜剥離など目の病気を見つけるためだと思っている方は多いかもしれませんが、目の網膜の血管を見ることで脳の細動脈の様子も推測できます。

このほか、心臓の血管の状態は**心電図**から推測できます。冠動脈の流れが悪くなると心筋の動きが悪くなり、それが心電図の結果に表れます。

また、腎臓の血管の状態は、**尿たんぱく**や**クレアチニン**から推測できます。これらの検査で問題があれば、腎臓の糸球体という毛細血管などにダメージが起きている可能性が否定できません。

企業や自治体の健康診断では、眼底検査まではしないことが多いですが、尿たんぱくとクレアチニンは調べることが多いでしょう。これらの結果が悪い場合は、脳や心臓の血管も傷んでいる可能性があるので注意が必要です。

尿検査を軽視している方もいるかもしれませんが、実はとても重要な検査なのです。

4 対策を「モグラ叩き」で行ってはいけない

●多くの項目を同時に改善するのは大変！

血糖値、血圧、LDLコレステロールなど、複数の項目で基準値を外れていると、いったい何を優先して改善していけばいいのかわからなくなり、困ってしまうこともあるかもしれません。

こんなとき、健康診断の結果を項目ごとにバラバラに見ていると、「高血糖と高血圧とLDLコレステロールの薬を全部飲まなければならないのか？」と不安に思うでしょう。

基準値が外れた項目すべてについて対策を講じようとするのはとても大変です。これはまるで、「**モグラ叩き**」でしょう。

モグラ叩きのゲームで、いきなりモグラが3つも4つも同時に現れたらどうでしょうか。手に持ったハンマーで、いったいどれを叩けばいいのか、困ってしまいます。複数の項目について同時に対策するのは、とても難しいのです。

健康診断の結果が悪いときの対策は、モグラ叩きではなく、**「ダルマ落とし」**で行うことが大切です。ダルマ落としでは、積み上げられたダルマのうち、下のほうをハンマーで叩きます。モグラ叩きのように「上から1つ1つ叩く」のではなく、ダルマ落としのように「下から削る」のが対策の鉄則なのです。

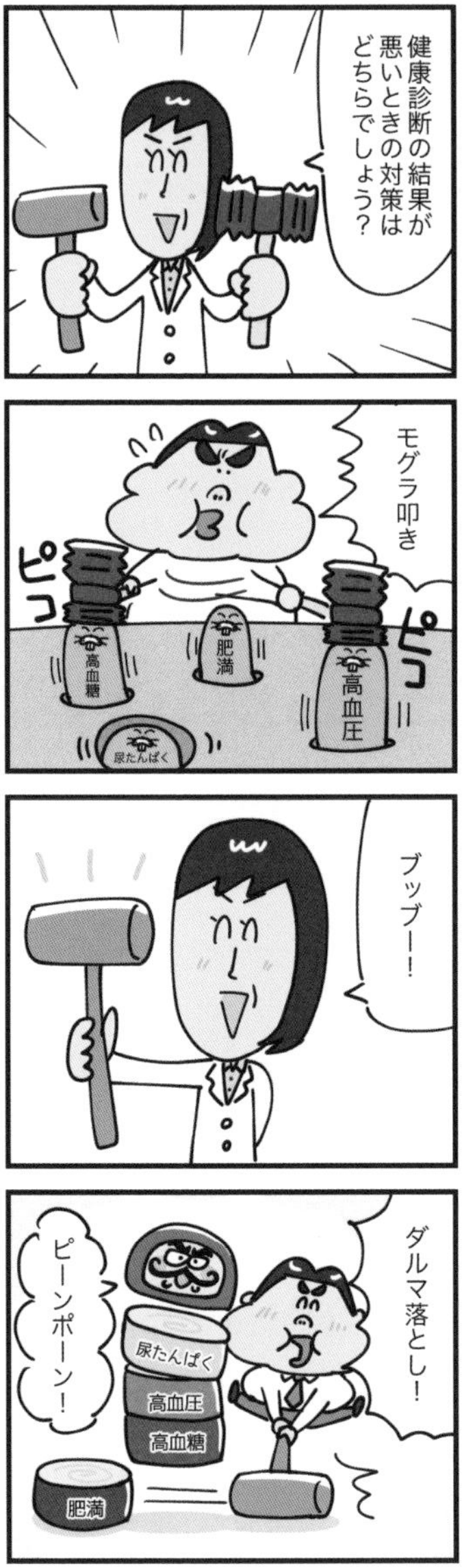

対策は「ダルマ落とし」でやろう！

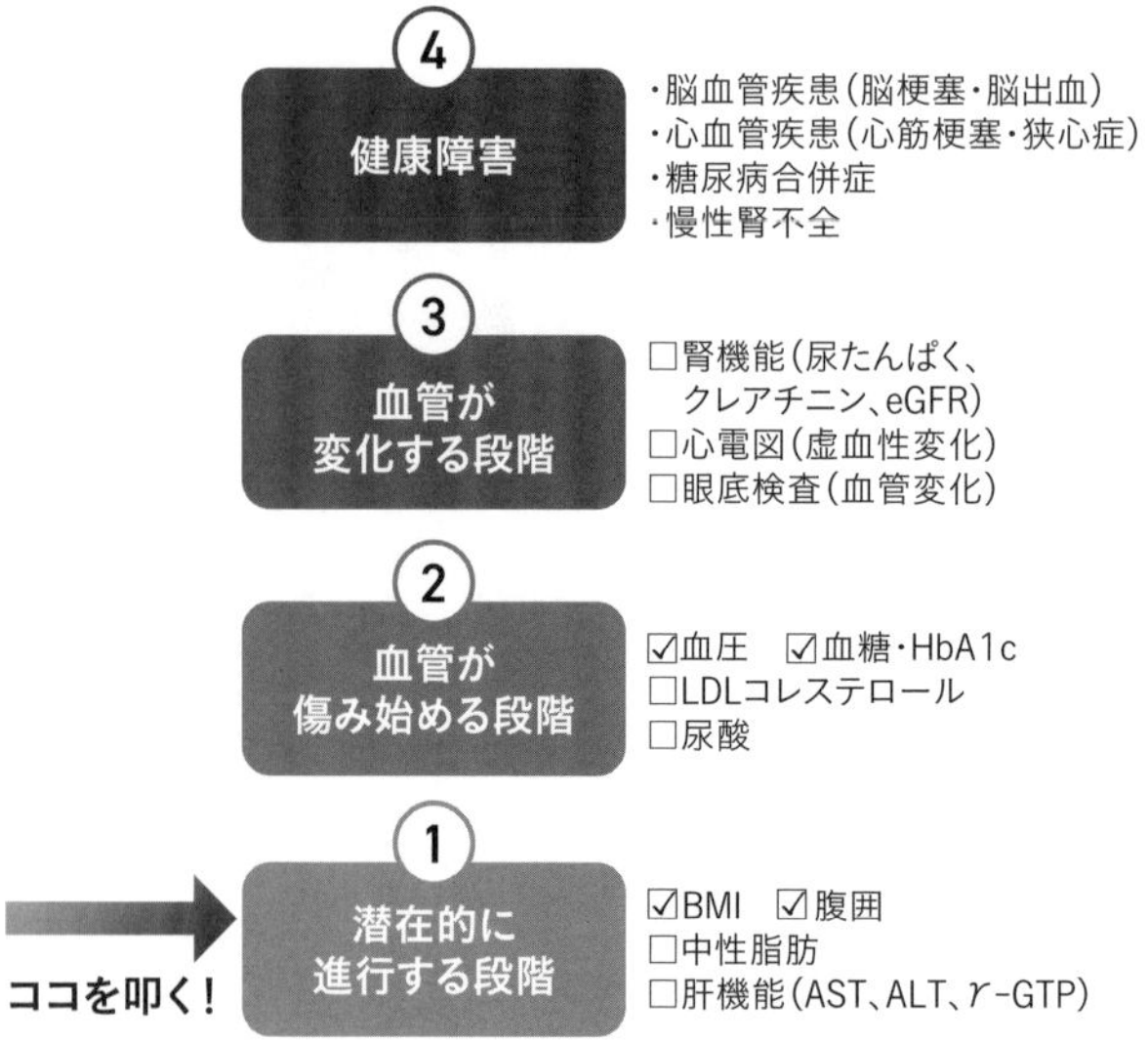

血圧と血糖に問題があるが、1つ下を見ると、BMIと腹囲も悪いことがわかる。対策は下から、つまり減量して内臓脂肪を落とすことから始めればよい

ダルマ落としのように対策を行うためには、23ページで紹介した健康診断の結果から血管の状態を予想する図が役に立ちます。

この図のすごいところは、自分の血管の状態が確認できるだけでなく、「**どの結果値を改善したら、今の状態が良くなるか**」のヒントも得られることです。上の図は①～④の段階に分かれていますが、下のほうの段にある項目は上のほうの段にある項目の悪化の原因になっていることが多いのです。

例えば、上の図のように「**血圧**」と「**血糖**」に問題がある場合に、どちらの対策を優先して行えばいいのでしょうか。両方同時に行うべきでしょうか。

●「1つ下」を見ればどんな対策をすればいいかがわかる

図では、血圧と血糖は、「**②血管が傷み始める段階**」のところにあります。血圧と血糖が高くなっているのであれば、あなたの血管は現在、傷み始めているということです。

ダルマ落とし式に対策を行うためには、そのすぐ下にある「**①潜在的に進行する段階**」を見てみましょう。ここでは「**BMI**」と「**腹囲**」にチェックが入っています。もし、体重が重くてBMIの数字が大きくなり、腹囲も基準値を超えていて内臓脂肪がたまっているのであれば、それが原因で1つ上の「血圧」と「血糖」に問題が起きている可能性があります。

ダルマ落とし式に「下から削る」ためにまずやるべきなのは、BMIと腹囲を改善すること、つまり「**減量**」だということがわかります。太って内臓脂肪がたまったことが、血圧や血糖値が高くなった原因である可能性が高いからです。

体重を減らすことで内臓脂肪が減れば、BMIや腹囲が改善するだけでなく、血圧や血糖も自然と下がってくるというわけです。

ただし、血圧が基準値を超えているけれども、ＢＭＩや腹囲は正常の範囲にあるという人もいます。その場合は、内臓脂肪が高血圧の原因ではなく、塩分のとり過ぎや遺伝的素因によって血圧が上がっていることが考えられます。そうやって原因を探ることで、予防が可能になってくるのです。

ほかにも、「①潜在的に進行する段階」にある項目のうち、「肝機能」が悪くなると、糖代謝やコレステロールの合成がうまくできなくなることで、その上にある「血糖」や「ＬＤＬコレステロール」の値に関係します。また、「中性脂肪」が上がると、超悪玉のＬＤＬが増え、間接的に血管障害が促進されます。

高血圧や高血糖などを放置していると、血管の障害が進んでしまい、やがて心血管疾患や糖尿病の合併症、慢性腎不全などにつながってしまう恐れがあります。そうならないよう、ダルマ落とし式で大元の原因から対策をとりましょう。そうすれば、深刻な血管の病気をより効果的に予防することができます。

第2章

健康診断の結果が悪い人の体の中で起きていること

1
腹囲

メタボは脳卒中や心筋梗塞の「時限爆弾スイッチ」

●内臓脂肪型と皮下脂肪型、あなたはどっちのタイプの肥満？

ここからは、健康診断の項目ごとに、その数値が悪くなっているときに体の中ではどんなことが起きているのか、対策としてどんなことに気を付ければいいかについて解説していきましょう。

まずは**腹囲**（おへそ周りの長さ）についてです。メタボリックシンドローム（メタボ）の判定基準には腹囲があります。この腹囲が「**男性で85㎝以上、女性で90㎝以上**」の場合、内臓脂肪が過剰に蓄積している可能性があり、血管の障害が潜在的に進行している状態だと考えられます。

メタボの診断基準

必須項目: **腹囲**(ウエスト周囲径)		男性 85cm 以上 女性 90cm 以上
以下のうち2項目以上		
脂質	**中性脂肪** かつ/または **HDLコレステロール**	150mg/dL 以上 40mg/dL 未満
血圧	**収縮期血圧**(上の血圧) かつ/または **拡張期血圧**(下の血圧)	130mmHg 以上 85mmHg 以上
血糖	**空腹時高血糖**	110mg/dL 以上

そして、この腹囲の基準値超えに加え、血圧、血糖、脂質の3つのうち2つ以上が基準値から外れると、メタボと診断されます。

逆に腹囲のサイズさえ小さければ、高血糖、高血圧、高中性脂肪がそろっていても「メタボとは診断されない」ことになります。

つまり、メタボの病態には「おなかが出ていること」、すなわち「内臓脂肪がたまっていること」が大前提なのです。そのため、「メタボリックシンドローム」という言葉は、直訳すれば「代謝症候群」ですが、日本では「内臓脂肪症候群」と訳されています。

誤解のないように補足しておくと、腹囲が基準値を超えていなければOKというわけではありません。おなかが出ていなくても、高血糖や高血圧があれば血管障害のリスクになります。ただ、後で詳しく解説するように、内臓脂肪の蓄積があると、**脳卒中や心筋梗塞などを発症しやすい状態にある**と太鼓判を押されたも同然なのです。

なお、「肥満は健康に悪い」といわれますが、すべての肥満が危険というわけではありません。肥満には、脂肪が蓄積する場所によって「**皮下脂肪型**」と「**内臓脂肪型**」がありますが、問題となるのは、内臓脂肪が蓄積したタイプの肥満です。

内臓脂肪は、言葉のイメージから、肝臓や心臓などの臓器に脂肪がたまることだと誤解している人もいるのですが、そうではありません。腹筋の内側の、腸を包み、支えている**腸間膜**《ちょうかんまく》というところにつく脂肪を指します。そのような位置にあるため、内臓脂肪が増えるとおなかが出てくるわけです。

●内臓脂肪がたまるとなぜよくないのか?

では、そもそもなぜ、内臓脂肪がたまると心血管疾患（脳卒中や心筋梗塞など）を起こしやすくなるのでしょうか。

肥満の2つのタイプ

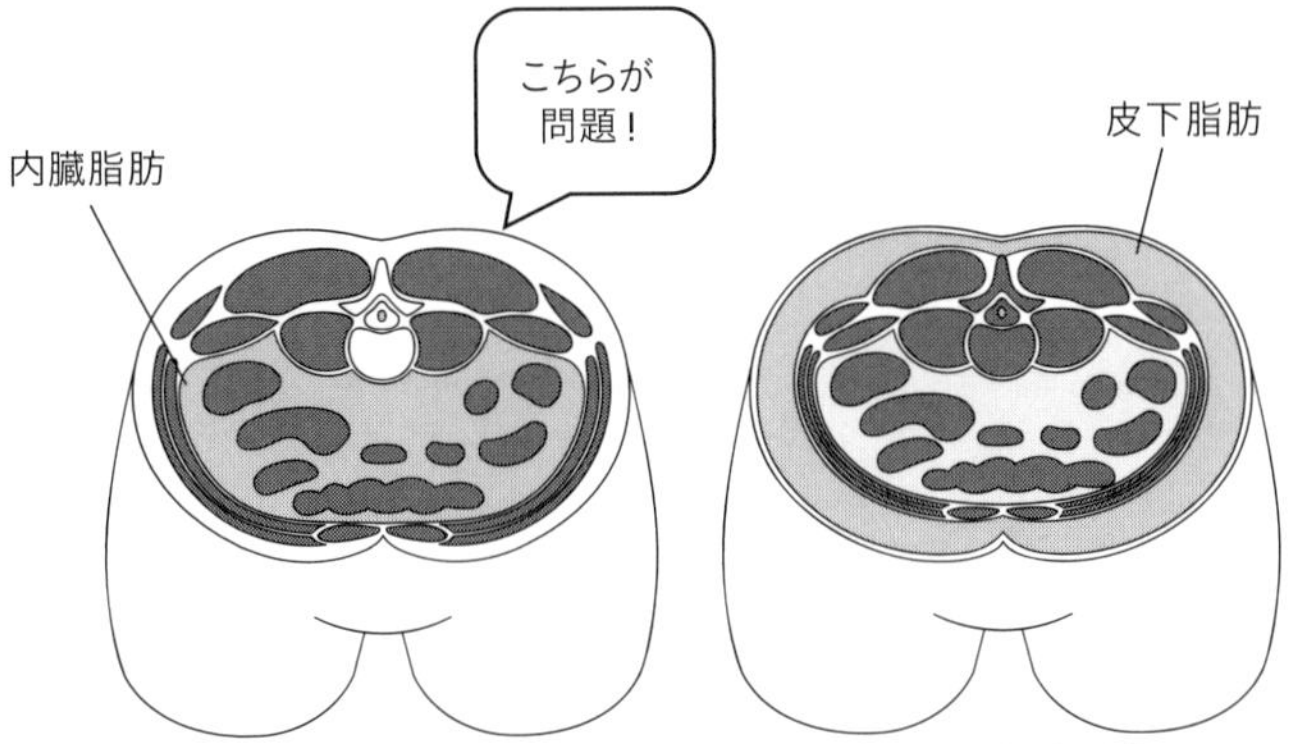

脂肪組織を構成する脂肪細胞は、「脂肪の備蓄庫」であるだけでなく、「内分泌器官」でもあり、さまざまな**生理活性物質**（アディポサイトカイン）を分泌しています。生理活性物質は本来、糖や脂質の代謝を円滑にする働きを担っていますが、脂肪細胞が一定以上に肥大化すると、血糖値を下げるホルモンであるインスリンの働きを阻害したり、血圧を上げるよう命令したりする悪玉の生理活性物質が分泌されるようになり、高血糖・高血圧・脂質異常、ひいては動脈硬化を進めて、心血管疾患を引き起こす原因となります。

脂肪細胞の肥大化は皮下脂肪でも見られますが、**悪玉の物質を出すのは肥大化した内臓脂肪だけ**といわれています。

脂肪細胞の中身は中性脂肪です。脂肪細胞は、一

肥大化した脂肪細胞は悪玉の生理活性物質を出す

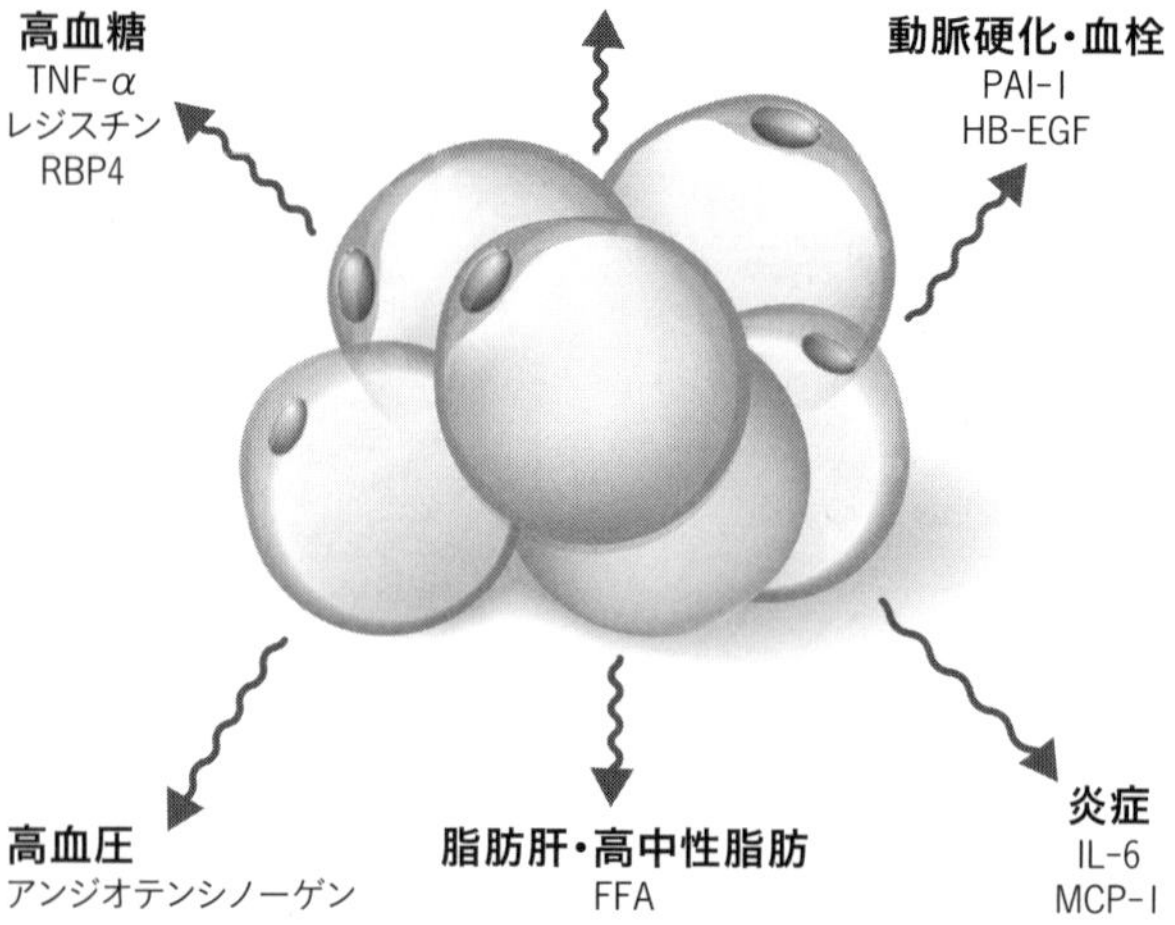

定のサイズまで大きくならなければ悪玉の生理活性物質を分泌しないので、その限界を超えるまで大きくしてはいけないわけです。

我々の祖先は長い飢餓の時代を生き延びてきました。大昔は冷蔵庫もなかったので、食べられるときに食べて体内にエネルギーをたくわえておくしかありません。そこで、脂肪細胞というカプセルに、摂取したエネルギーを変換した脂肪を詰め込み、それを少しずつ使うというシステムができて生き延びてきたのでしょう。

ご飯や蕎麦などの糖質も、ささみ肉などに含まれるたんぱく質も、使われなかったエネルギーはすべて中性脂肪の形で蓄積されます。糖やたんぱく質が1gで4kcalなのに対し、脂肪は同じ1gで9kcalですから、脂肪細胞にエネルギーをたくわえる仕組みは効率がいいわけです。

ところが20世紀以降、人類が経験したことのない飽食の時代がやってきたことで、このシステムがあだとなり、悪玉の生理活性物質を分泌するまで脂肪細胞が中性脂肪をためこんでしまうようになってしまったのです。

●悪玉物質が血圧、血糖の上昇、脂質異常を引き起こす

一定以上に大きくなった脂肪細胞が出す悪玉物質の例を挙げてみましょう。**TNF-α**（ティエヌエフアルファ）は、インスリンが効きにくくなってしまう「**インスリン抵抗性**」を引き起こします。その結果、血液中のブドウ糖が筋肉や肝臓に取り込まれにくくなり、血糖値の上昇につながります。

インスリンが効きにくくなると、体は「インスリンが足りてない。もっと分泌しろ！」という命令を出します。すると、インスリンが追加で分泌され、血液はインスリンが過剰になった「高インスリン血症」という状態になります。これもまた体の中で二次的に悪い

作用を引き起こし、血圧や尿酸値の上昇を招きます。

アンジオテンシノーゲンという物質には、血圧を上げるよう命令する作用があります。

一方、**PAI-1**（パイワン）は血液を固まりやすくし、血栓をできやすくします。

また、内臓脂肪に収めきれなくなって余った中性脂肪が血中にあふれてくると、中性脂肪の血中濃度が上がり、**脂質異常症**になります。

こうして、血糖値や血圧、尿酸値が高くなり、脂質異常などの状態が長期間続くことで動脈硬化が進み、脳卒中や心筋梗塞が起こるわけです。

つまり、内臓脂肪が蓄積した状態にあるということは、心血管疾患（脳卒中や心筋梗塞など）を発症させる「時限爆弾のスイッチ」が押されてしまったも同然なのです。

内臓脂肪を減らさない限り、時限爆弾は止められません。もちろん血圧の薬を飲むなどの対症療法も重要ですが、内臓脂肪を減らさない限り、**次々に危険因子が重なり、血管はどんどん傷んでいきます。**

ちなみに、内臓脂肪がたまると血管壁に炎症を起こす物質が内臓脂肪細胞から分泌されたり、炎症を鎮める物質の分泌を減少させたりするので、全身の血管が炎症を起こしやすい状態になります。炎症を止めるために免疫細胞が駆けつけるので、内臓脂肪がたまっている人の体の中は、いわば、いつも消防車が出払っている状態になるわけです。その状態で新型コロナウイルスのような病原体がやって来ると、血管や肺などの臓器に炎症が起こりやすくなる一方で、免疫細胞がうまく戦えないことになり、重症化のリスクが高くなってしまいます。

●体重やBMIの値が小さくても安心できない

では、内臓脂肪はどのくらい蓄積すると良くないのでしょうか。先ほど説明したように、内臓脂肪が悪玉物質を出すようになるのは一定の大きさに達したときです。その目安は、おへその位置で体を輪切りにしたときの内臓脂肪の面積が100㎠程度。このときの腹囲は、**男性なら85㎝、女性なら90㎝**になります。そう、ちょうどメタボの診断基準です。

ところで、腹囲の基準値はなぜ女性のほうが大きいのでしょうか。実は、女性は先に皮下脂肪がたまりやすいという特徴があるからです。男性は、女性ほどは皮下脂肪がたまらず、すぐに内臓脂肪がたまる傾向があります。ただし、女性も閉経後は内臓脂肪がたまりやすくなるので注意が必要です。

良い肥満と悪い肥満

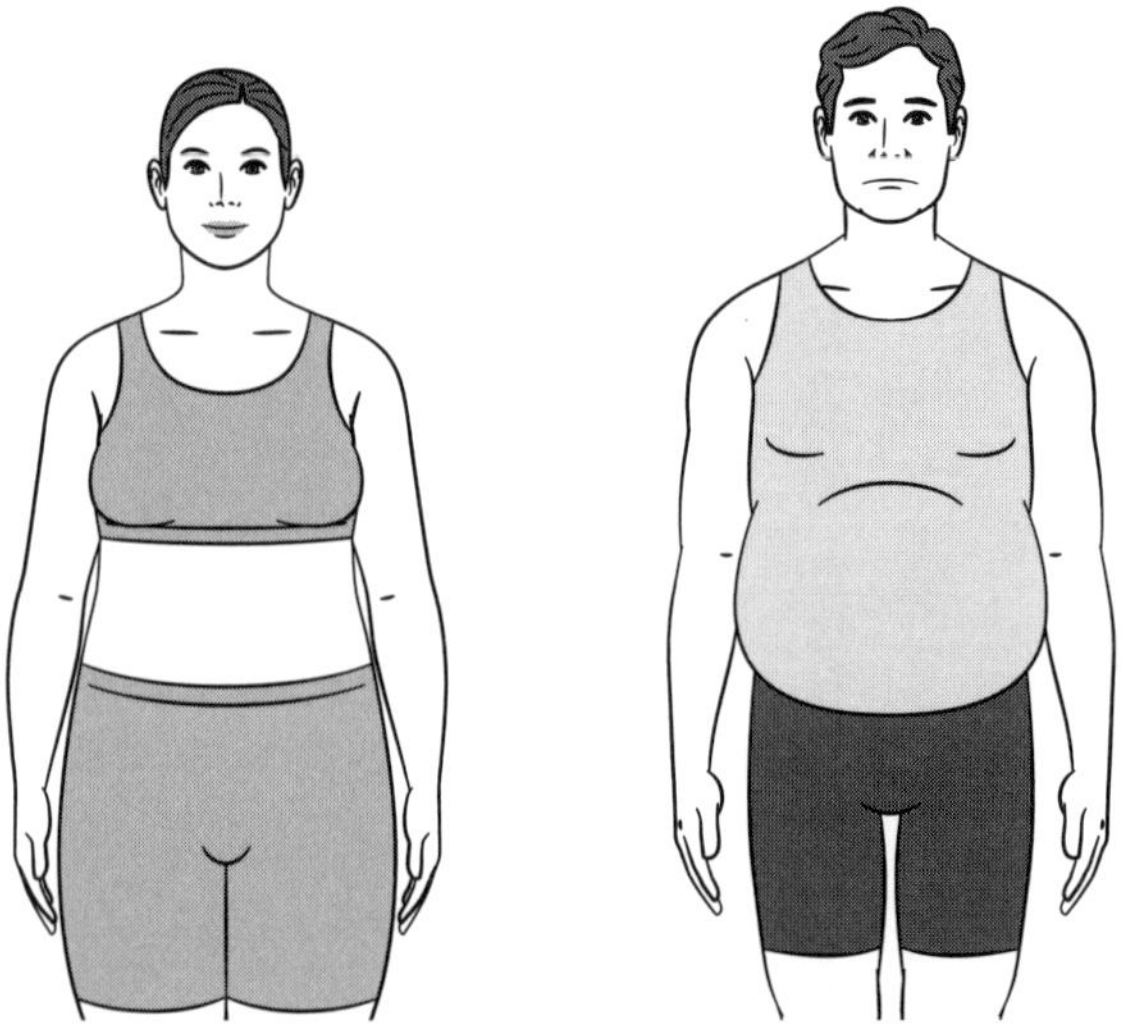

皮下脂肪型肥満
（良い肥満）

内臓脂肪型肥満
（悪い肥満）

内臓脂肪がたまり、おなかがぽっこり出るのが「内臓脂肪型肥満」、皮下脂肪がたまり、下半身を中心に皮下に脂肪がつくのが「皮下脂肪型肥満」だ。皮下脂肪は悪玉の生理活性物質を出さないため、メタボのリスクの面では「良い肥満」だといえる

一見すると太っていないのに、内臓脂肪が蓄積しておなかが出ている「隠れ肥満」も危険です。日本肥満学会は、体重（kg）÷身長（m）÷身長（m）で計算される**BMI**が25以上になると「肥満」だと定義していますが、BMIが25未満でも内臓脂肪の面積が100㎠以上になることもあるのです。

私が以前調べた尼崎市のデータでは、BMIが25未満で内臓脂肪の面積が100㎠以上の人は、BMIが25

以上で内臓脂肪の面積が100㎠未満の人より、高血圧、高血糖、脂質異常などの危険因子の数が多い傾向にありました(*)。つまり、「太っている」と判定される程度でなくても内臓脂肪が蓄積しているのは「危険な肥満」で、見た目には太っていても内臓脂肪がなければ「怖くない肥満」ということになります。

ただし、いくら内臓脂肪が基準を上回っていなくても、体重が重いと関節を傷めやすくなりますし、肥満は大腸がんや乳がんのリスクを上げてしまいます。BMI25以上で、かつ健康障害を伴う肥満は「肥満症」と定義され、放置することは決して勧められません。

しかし、「血管の健康」に着目すると、最も問題になるのは「内臓脂肪が蓄積しているかどうか」ということになります。若い頃よりもおへその周りが太くなってきた場合は注意しなければいけません。健康診断の結果で、血圧や血糖値が以前より上がっていないか、チェックしてみてください。腹囲と一緒に増加していたら、危険な太り方です。

●男性は30~40代、女性は50~60代から注意

それでは、内臓脂肪はいつごろから注意すればいいのでしょうか。ご存じの通り、若い

＊Diabetes Care. 2007 Sep; 30(9): 2392.

ときは「基礎代謝」が高く、たくさん食べてもあまり太りません。基礎代謝とは、じっとしているだけでも内臓や脳を動かすために消費されるエネルギーのことです。また、筋肉が多いと少し体を動かすだけでもエネルギー消費が起こり、基礎代謝が上がります。一方、筋肉が少なくなれば、燃やすエネルギーも少なくなるので、基礎代謝が落ちた状態になる人が増えます。

男性は30代後半から基礎代謝が落ち始め、余ったエネルギーは内臓脂肪として蓄積されるようになっていきます。65歳や70歳を超えると筋肉や皮下脂肪が減って手足が細くなっていきますが、備蓄庫の役割である内臓脂肪は減らず、おなかだけポッコリ出た状態になる人が増えます。

一方、女性は卵巣機能が活発なうちは女性ホルモンのエストロゲンに〝守られて〟いて、太っても優先的に皮下脂肪に脂肪が蓄積され、内臓脂肪がたまりにくいようになっています。もともと男性に比べてメタボになりにくいわけです。ところが閉経すると、皮下脂肪に加えて内臓脂肪もたまっていくのです。そのため、**女性は50～60代以上になるとメタボが増えてきます**。

ですから、男性は30代後半から、女性は50～60代以降に、内臓脂肪がたまらないような生活を心がける必要があります。

特に、**30〜40代のうちから内臓脂肪がたまると、人生においてそれだけ長い間、悪い物質が分泌され続ける**ことになります。ある日突然倒れるのはそういう人たちです。30ページで紹介した尼崎市職員のデータでも、30代から太り始め、その後、血圧や血糖値が高くなり、50代で倒れるというパターンが多く見られました。

「おなかが出てきた」人で、高血圧や高血糖、脂質異常などの危険因子を抱えている場合は、内臓脂肪を減らす努力を始めましょう。幸いなことに、内臓脂肪は皮下脂肪よりも落としやすいという特徴があります。

●食べ過ぎに注意し、筋肉量をキープする

なぜメタボになるのかというと、食事の栄養バランスが悪いというのが1つの原因です。具体的には、たんぱく質が少なくて、炭水化物や脂肪に偏った食事をとると、メタボになりやすくなります。

女性の場合、「若いときは少々食べ過ぎても、内臓脂肪がたまらなかった」という人で

も、更年期を過ぎると、余ったエネルギーがすぐに内臓脂肪に変わるようになります。若いときと同じように食べていると内臓脂肪が増え、おなか周りがきつくなってくるので、閉経後は食べ過ぎに注意が必要です。

食事面でのメタボ対策は、糖質や脂質のとり過ぎに注意して、肉、魚、卵、牛乳、豆腐などの豆・豆製品を毎日食べること。メタボ対策というと「節制する」イメージがあるかもしれませんが、意外とたくさん食べる必要があります。最も重要なのは、バランスが偏る食べ方を避けることです（詳細は227ページ参照）。

また、余ったエネルギーを消費するために、体を動かすことも大切です。毎日30分以上は体を動かすことを心がけてください。年齢を重ねてくると、筋肉量が減り、心身が衰えてくるフレイル（虚弱）のリスクが高くなります。そのため、筋肉量を落とさないように体を動かす必要が出てきます。

健康のためにウォーキングをする人は多いのですが、ただ漫然と歩くだけでは筋肉量を増やす効果は期待できません。散歩のコースにあえて坂道や、歩道橋など階段の上り下りを取り入れて筋肉に負荷をかけるといいでしょう。

【腹囲のポイント】

・腹囲が男性85㎝以上、女性90㎝以上だと、内臓脂肪が蓄積している可能性が高い
・内臓脂肪が肥大化すると、悪玉物質が放出され、血圧や血糖の上昇、脂質異常などを引き起こす
・肥満でなくてもおなかが出ている人は要注意
・30～40代から内臓脂肪がたまると、その後長い間にわたって悪い物質が分泌され続ける
・内臓脂肪を減らすコツは、必要な栄養素をバランス良くとること

2
血圧

血圧150㎜Hgとは「水を2m噴き上げる力」に相当

●あなたの血圧はどの段階？

高血圧は日本人に最も多い生活習慣病です。日本高血圧学会の「高血圧治療ガイドライン2019」によると、患者数はなんと推定約4300万人。**国民全体の3人に1人、成人では2人に1人が高血圧**になっています。

ところが4300万人のうち治療を受けている人は半分ちょっとしかいません。残りの半分近く、約1850万人は治療を受けずに放置しているのです。非常にありふれた病気ですが、血圧が高くなっても本人にはほとんど自覚症状がなく、痛くもかゆくもない。そのため放置している人が多いんですね。

でも、高血圧は決してバカにできない病気です。放っておくと動脈硬化が進み、脳卒中（脳梗塞、脳出血、くも膜下出血など）、心臓病、腎障害などを起こして命を落としてしまうリスクも高くなります。

日本人の感染症以外の病気（非感染性疾患）による死亡について調べた研究によると、**高血圧はタバコに続いて2番目に高い危険因子**でした（*）。年間10万人前後の人が高血圧を主因とする病気で亡くなっているといわれています。

また、脳卒中は一命を取り留めても体に障害が残る場合も多く、介護が必要な状態に至ることもあります。２０２２年の「国民生活基礎調査」によると、「要支援・要介護になる原因」で脳卒中は16・１％。トップの認知症（16・６％）に続いて第2位でした。

上の血圧が１４０㎜Hg以上または下の血圧が90㎜Hg以上だと高血圧と診断され、「I度高血圧」「II度高血圧」「III度高血圧」と重症度が上がるほど、心血管疾患による死亡率が高くなることがわかっています。

正常とされるのは上が１２０㎜Hg未満、下が80㎜Hg未満の場合。上が１２０〜１３９㎜Hgの場合は高血圧ではないけれど正常ともいえないグレーゾーンです。ただ、このグレーゾーンの人たちも、正常の人たちに比べると、明らかに心臓病による死亡リスク

＊Lancet. 2011 Sep; 378(9796): 1094-105.

が高くなることがわかっています。

次ページの図で、自分の拡張期血圧（上の血圧）と収縮期血圧（下の血圧）の値のところに「〇印」をつけ、どの段階にあるか確認しましょう。

図に〇印をつけてみると、自分の血圧がかなり上のほうだったり、欄外になってしまったりして、驚かれる方もいるかもしれません。まずは、それが自分の血圧の段階だという事実をしっかり受け止めてください。

●血圧が高いと血管にどんな影響があるの？

血圧が高いと心血管疾患のリスクが高まるといわれても、まだピンとこない方もいるかもしれません。そこで、その怖さを理解してもらうため、そもそも血圧とは何かという話をしましょう。

血圧とは、**心臓から送り出された血液の圧力**のことです。俗にいう「**上の血圧**」は、心臓が収縮して血液を送り出すときに大動脈などの血管にかかる「**収縮期血圧**」のこと。同じく「**下の血圧**」は「**拡張期血圧**」と呼ばれ、心臓が緩んだときに、収縮期血圧によって

あなたの血圧はどの段階？

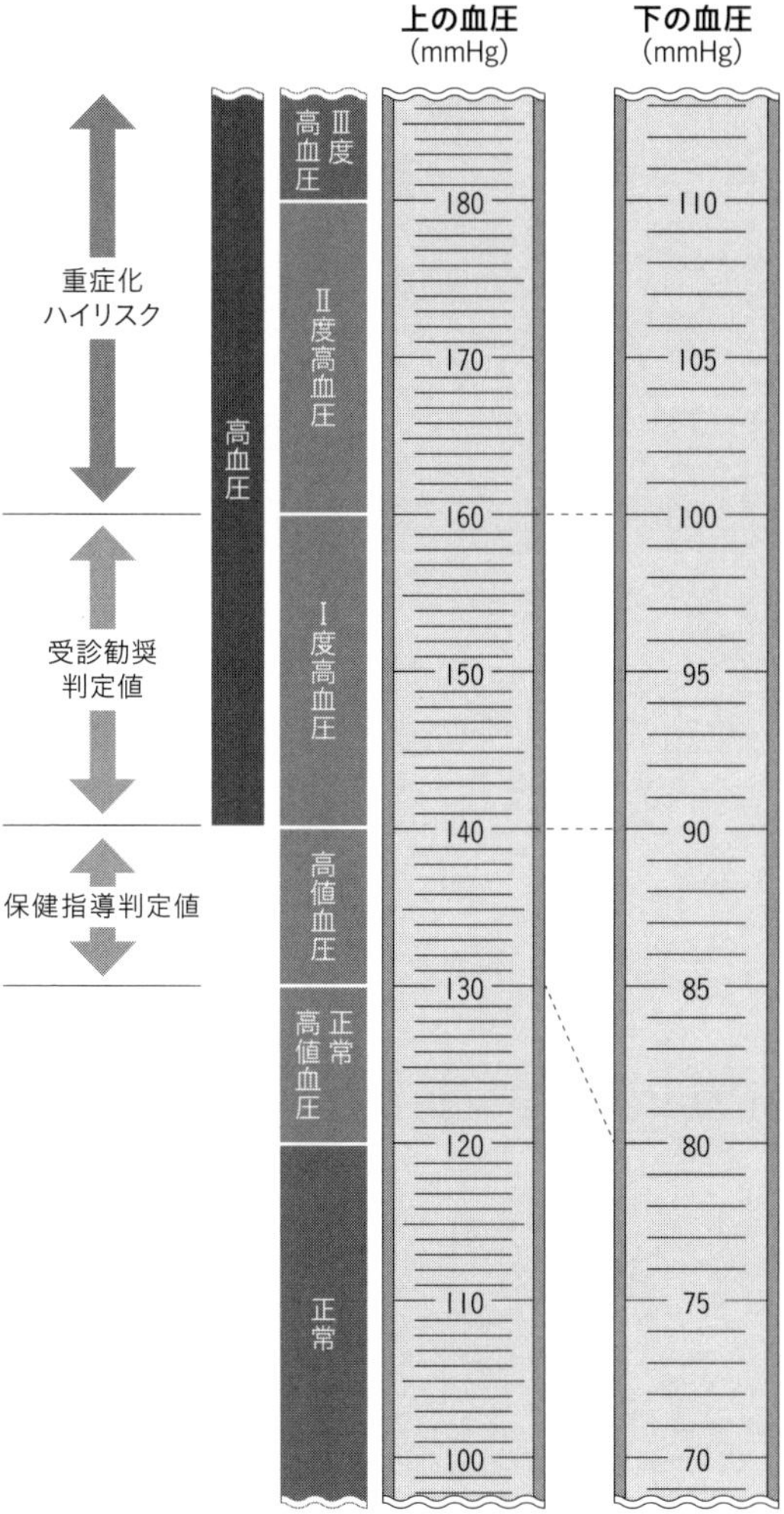

自分の血圧の値のところに「○印」をつけてみよう

膨らんだ血管壁が、元に戻ろうとする際に血管内の血液を押す圧力のことです。

血圧の単位には「㎜Hg」が使われます。㎜は長さのミリメートル、Hgは水銀の元素記号です。つまり、**水銀を何㎜押し上げる力か**を意味しています。

例えば、150㎜Hgなら水銀を150㎜押し上げる力ということ。昔のアナログの血圧計は実際に水銀を使っていました。腕を締めつけると銀色の水銀柱がグングンと上に伸びていったことを覚えている方もいるでしょう。

ちなみに、この数字に13・6をかけると水圧に変わります。150㎜Hgなら「150×13・6」で約2m。人間の身長よりも高く水を噴き上げられる力ということになります。

心臓は1日に約10万回収縮しているので、**血圧が150㎜Hgの場合、直径わずか数㎜の血管に、水を2m噴き上げられる力が毎日10万回ずつかかっている**わけですね。

脳は心臓よりも高いところにありますから、重力に逆らって血液を脳の隅々まで届けるためにある程度、高い血圧が必要になります。だから首の長いキリンなどは大変で、血圧が300～400㎜Hgもあるそうです。

血圧が水を噴き上げる高さ

	上の血圧	押し上がる水の高さ
Ⅲ度高血圧	210mmHg	2m86cm
Ⅲ度高血圧	200mmHg	2m72cm
Ⅲ度高血圧	190mmHg	2m58cm
Ⅲ度高血圧	180mmHg	2m45cm
Ⅱ度高血圧	170mmHg	2m31cm
Ⅱ度高血圧	160mmHg	2m18cm
Ⅰ度高血圧	150mmHg	2m 4cm
Ⅰ度高血圧	140mmHg	1m90cm
高値／正常高値	130mmHg	1m77cm
正常	120mmHg	1m63cm
正常	110mmHg	1m50cm
正常	100mmHg	1m36cm
正常	90mmHg	1m22cm

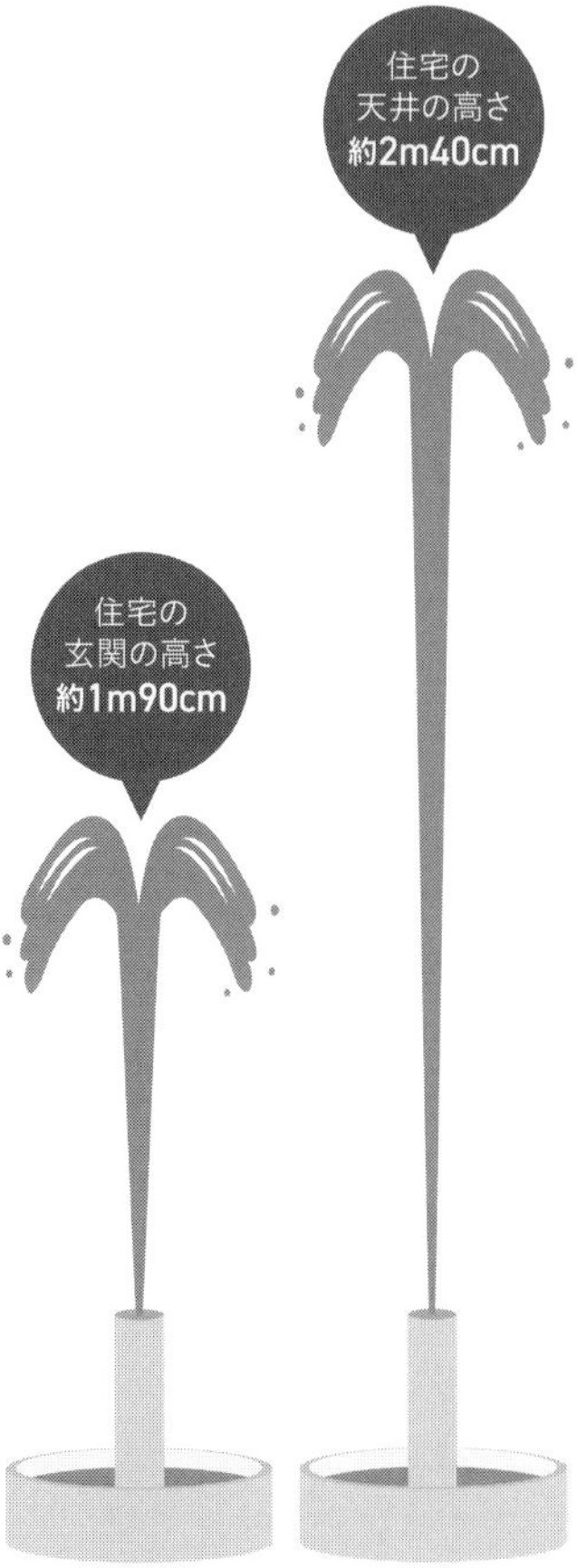
住宅の
天井の高さ
約2m40cm
住宅の
玄関の高さ
約1m90cm

●血圧が上がる3大原因とは？

高血圧を指摘されると、「薬を飲みたくないので塩分を控えます」と言う人が多いのですが、高血圧の原因は人によってまちまちです。食事の塩分を控えれば一般に血圧は下がりますが、すぐに下がる人となかなか下がらない人がいます。同じ高血圧でも、原因が違うと対策を変えなければなりません。

高血圧の原因は、大きく次の3つがあります。

【高血圧の3大原因】

①ストレスや遺伝による心臓の拍出力の増強
②動脈硬化による末梢血管の抵抗
③塩分過多や肥満による血液量の増加

「**ストレスや遺伝による心臓の拍出力の増強**」とは、心臓が収縮する力が強まり、血圧が上昇する状態で、いわゆる**「心臓がバクバクしている」タイプの高血圧**です。

ストレスや睡眠不足があると、自律神経の交感神経が優位になって血管が収縮し、体が戦闘モードになって血圧が上がります。

人類は大昔、猛獣や敵からの危険と隣り合わせで暮らしてきました。もし、敵と戦う、あるいは逃げる必要が生じたときは、脳はもちろん、素早く動くために全身の筋肉に十分な血液を送らないといけません。そのため、血管を収縮させ、いち早く重要な臓器に血液を送れるよう、自律神経が働くのです。

その名残で、猛獣などと戦う必要のない現代人も、ストレスがかかると戦闘モードのスイッチが入り、血管が収縮するのだろうと考えられています。

基本的には、誰でもそのような仕組みを備えているのですが、中には少しの刺激で交感神経が優位になって、血管がギュッと収縮して血圧が上がってしまうタイプの人がいます。こうした、「ストレスで血圧が上がりやすい」体質の人は、年を取ると血管が硬くなり、40代くらいから血圧が上がってきます。

遺伝的に交感神経が優位になりやすいタイプの人は、塩分を控えるだけでは十分な血圧コントロールが見込めません。

このタイプは、やせていて血圧が高い人によく見られます。親兄弟姉妹、祖父母など2親等以内の家族に高血圧の人がいたり、脳卒中などの心血管疾患で亡くなっている人がいたりすると、このタイプの可能性が高いでしょう。

次に「**動脈硬化による末梢血管の抵抗**」。血糖値やコレステロールが高い人は、この可能性が高く、これこそ生活習慣病です。末梢血管（手や足など末梢に血液を届ける血管）で動脈硬化が起こると血液がスムーズに流れなくなるので、血圧を上げて対応しなくてはいけません。ところが、いったん血圧が上がり出すと強い力がかかるため、破れまいとして血管が硬くなり、さらに動脈硬化が進むわけです。すると、血圧はさらに上がって……という悪循環に陥ります。

また、血液の中にコレステロールや中性脂肪が増えると流れが悪くなりますし、血糖値が高くなっても流れが悪くなります。こうして末梢血管の抵抗が強くなり、血圧が上がっていくのです。

3番目は「**塩分過多や肥満による血液量の増加**」。塩分を多く摂取すると、血液のナトリウム濃度が上がります。人の体には、常に血液のナトリウム濃度を一定に保とうとする働きがあります。塩分をとり過ぎると、血液のナトリウム濃度を下げるためほかの細胞から水分を持ってきて薄めようとするので、その結果、血液の量が増えます。**食塩を2gとるとナトリウム濃度を保つために血液が2L増える**といわれています。体を循環する血液量（循環血液量）が増加すると、心臓から多くの血液を押し出すために血圧が上がります。

肥満で特に問題になるのは**内臓脂肪**です。56ページでも解説したように、太って大きくなった内臓脂肪は悪い**生理活性物質**（アディポサイトカイン）を出します。生理活性物質の一種であるアンジオテンシノーゲンは血圧を上げる作用があります。また、TNF－αによってインスリンの効き目が悪くなると、血液中にインスリンが多い「高インスリン血症」という状態になり、それによりナトリウムが体外に排出されず、循環血液量が多くなっていきます。

●あなたはどのタイプ？ 原因に合わせて対策を

ここまでお話ししたように、高血圧の原因は大きく3つあります。そして、高血圧の対策から見ると、減塩の効果が出やすい場合と、減塩の効果が出にくい場合とに分けられます。減塩が効きやすいのが「**循環血液量が増えるタイプ**」、比較的効きにくいのが「**心臓

減塩が効きやすいタイプと効きにくいタイプ

・循環血液量が増えるタイプ	・心臓の拍出力が増強するタイプ ・末梢血管の抵抗が強くなるタイプ
「減塩」が効くことが多い	「減塩」が効きにくい 薬・運動・リラックスも大事
【こんな人に多い】 ・メタボリックシンドロームの人 ・肥満気味の糖尿病の人 ・腎機能が下がっている人 ・食塩感受性がある人（高齢者など）	【こんな人に多い】 ・若い頃から血圧が高い人 ・イライラしやすい人 ・高齢者

の拍出力が増強するタイプ」と「**末梢血管の抵抗が強くなるタイプ**」です。

循環血液量が増えるタイプは、メタボの人によく見られます。内臓脂肪が増えると、「高インスリン血症」と呼ばれる状態になり、腎臓ではナトリウムの再吸収が促進されます。一度捨てるはずだったナトリウムをまた血液中に戻すので、血液中のナトリウム濃度が上昇し、それを薄めるために血液量が増えるのです。

このタイプの人が減塩すると、血中のナトリウム濃度がコントロールできるので、降圧効果が高くなります。メタボで高血圧の場合は、**内臓脂肪を減らすことに加え、減塩も降圧効果が出やすい**ことを覚えておきましょう。

また、肥満気味で糖尿病の人や、糖尿病の予備群の人も、インスリンがたくさん出ることで高インスリン血症になって循環血液量が多くなるため、減塩が効果的です。腎機能が低下してナトリウムをうまく出せなくなっている人も、減塩が効きます。

さらに、塩分摂取により血圧が上がりやすいタイプの人と、塩分を摂取しても血圧が上がりにくいタイプの人がいます。日本人の約4割は、少し塩分をとっただけでも血圧が上がりやすいタイプだといわれています。特に**高齢者**は、腎臓におけるナトリウムの排泄力が落ちるので、塩分摂取により血圧が上がりがちです。年を重ねてくると血圧が上がる理由の1つはこれであり、そういう人も減塩で効果が出やすいといえます。

●高血圧の期間が長い人は「末梢血管の抵抗が強い」

一方、減塩の効果が比較的出にくい「心臓の拍出力が増強するタイプ」と「末梢血管の抵抗が強くなるタイプ」の人には、「**血管リモデリング**」という現象が起きている可能性があります。血管リモデリングとは、血圧が高い状態が長く続くことで血管壁が傷つき、さまざまな要因から血管壁を構成する細胞が増殖して分厚くなってしまい、血管の内腔が狭くなる状態、つまり動脈硬化の一種です。

やせていて血圧が高い人の場合は、生まれつき血圧が上がりやすい遺伝的素因があることが多く、若い頃から血圧が高い状態が長く続くことで、血管が傷つきやすくなります。血管細胞が増殖すると血管の内腔が狭くなるだけでなく、血管壁も分厚く、硬くなります。そこに何らかの要因で血管が収縮すると、もともと狭い血管がさらに狭くなって血圧がより上昇してしまいます。このタイプは**血管壁の変化が高血圧を引き起こしているので、減塩しても直接的な効果は得られにくい**という特徴があります。

遺伝的素因がない人でも、血圧が高い状態が長期間続くと血管リモデリングが起こります。つまり、高い血圧を放置したまま高齢になった人にも多いと考えられます。

こうしたタイプの人は、もちろん減塩も大切ですが、減塩だけではなかなか降圧効果が表れません。それよりも、医療機関を受診して血管を緩めるタイプの降圧薬を処方してもらい、血圧管理を行うのが近道でしょう。

そして、このタイプの人にお勧めしたい生活習慣が、**ウォーキングなどの有酸素運動**です。特に、家の中で1日過ごすなど身体活動が不足している人や、若い頃から高血圧だったという高齢者は、ぜひ有酸素運動を生活に取り入れていただきたいと思います。

また、やせていて高血圧の人は、ドキッとしたり、イラッとしたりするなど、生活上の何らかの外的刺激で交感神経が興奮し、血圧が上昇しやすい傾向があります。

つまり、すぐ戦闘モードのスイッチが入りやすいと考えられるので、ぜひリラックスを意識してください。

リラクゼーションの方法には、腹式呼吸を取り入れるのもよいでしょう。また、気持ちが安らぐようなペットや花の写真を見たり、好きなアロマオイルの香りを活用したり、リラックスできる音楽を聴くなど、視覚や臭覚、聴覚からの情報を入れてリラックスするのも良い方法です。ゆったりした呼吸で行うヨガや太極拳もリラックス効果があります。

【血圧のポイント】

・自覚症状が全くなくても、高血圧は命に関わる病気である
・血圧が150㎜Hgの場合、水を2m噴き上げる力が血管に毎日10万回かかっている
・原因によって有効な対策は異なる。減塩が効きにくいタイプの高血圧もある

3
脂質

血管に一度できたコブは薬を飲んでも消えない！

●あなたのＬＤＬコレステロールはどの段階？

コレステロールや中性脂肪の数値が基準値を外れると、「脂質異常症」という生活習慣病と診断されます。脂質異常症は４つのタイプに分けられます。悪玉のＬＤＬコレステロールが多い「**高ＬＤＬコレステロール血症**」、善玉のＨＤＬコレステロールが少ない「**低ＨＤＬコレステロール血症**」、善玉以外の総コレステロールが多い「**高non-ＨＤＬコレステロール血症**」、中性脂肪が多い「**高トリグリセライド血症**」です。

中には４つすべて当てはまる人もいますが、このうちの１つ、例えばＬＤＬコレステロールが基準値を超えているだけでも脂質異常症と診断されます。

脂質異常症の診断基準

LDL コレステロール	140mg/dL以上 → **高LDLコレステロール血症**
	120〜139mg/dL → 境界域高LDLコレステロール血症
HDL コレステロール	40mg/dL未満 → **低HDLコレステロール血症**
non-HDL コレステロール	170mg/dL以上 → **高non-HDLコレステロール血症**
	150〜169mg/dL → 境界域高non-HDLコレステロール血症
中性脂肪（トリグリセライド）	150mg/dL以上（空腹時採血） → **高トリグリセライド血症**

「動脈硬化性疾患予防ガイドライン2022年版」（日本動脈硬化学会）より

昔は「高脂血症」と呼んでいたことを覚えている方もいるでしょう。その名前だとＨＤＬコレステロールが低いタイプが含まれないので、２００７年から「脂質異常症」と呼ぶようになりました。脂質異常症になると動脈硬化が進み、心筋梗塞や脳卒中を発症したり、死亡したりするリスクが高くなります。

脂質異常症の４つのタイプのうち、ＨＤＬコレステロールが少ないことと中性脂肪が多いことはメタボの判定基準に入っていますが、ＬＤＬコレステロール値が高いことはメタボの基準に入っていません。

そのためＬＤＬコレステロール値が高

くても軽く考える人がいるのですが、それは単に「内臓脂肪の蓄積から生じるリスクではない」というだけ。**LDLコレステロール値が高いとそれだけで動脈硬化が進みます。**

次ページの図で、自分のLDLコレステロール値がどの段階にあるかを確認しましょう。自身のLDLコレステロール値に○をつけ、それが目盛りの上のほうにある場合は、動脈硬化がかなり進行している可能性もあります。

●いったんできたプラークは消えない

血液中の余ったLDLコレステロールは、血管にたまります。「血管にたまる」というと、水アカのように血管の内壁にこびりつくイメージを思い浮かべる人が多いようですが、実は、コレステロールは血管の「壁の中」にたまります。

38ページのカラーの図を見てください。LDLコレステロールは、余ると酸化されます。**酸化LDL**は体にとって異物とみなされ、免疫システムの1つでもあるマクロファージに取り込まれます。マクロファージは血管の壁の中で、たっぷりコレステロールをためてブクブクと太った「**泡沫細胞**」になります。

あなたのLDLコレステロールはどの段階？

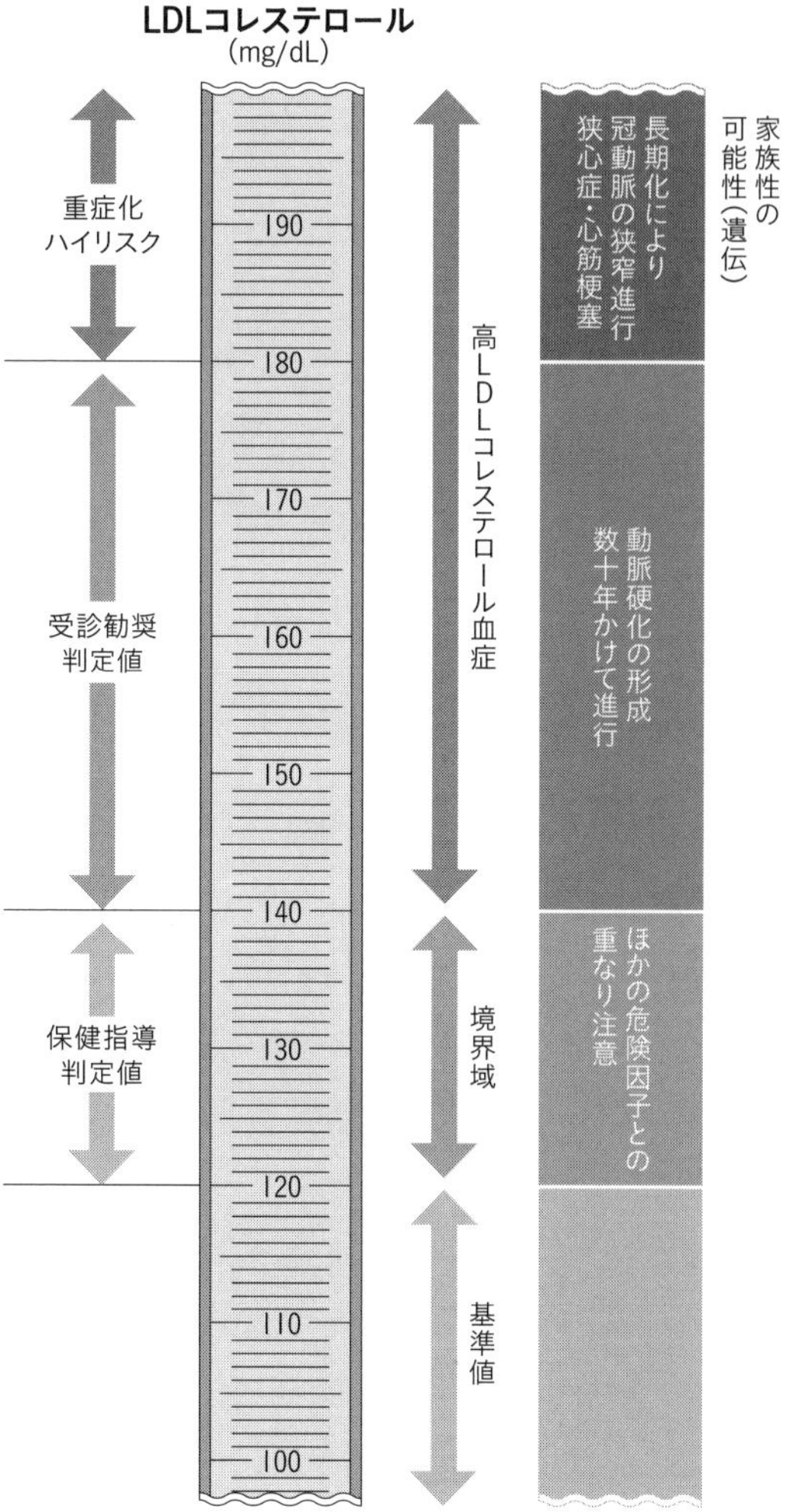

自分のLDLコレステロール値のところに「○印」をつけてみよう

泡沫細胞が大きくなると血管壁が裏側から押し上げられ、盛り上がった**プラーク**というコブができます。プラークができると血管壁が分厚くなり、弾力性を失います。また血液の通り道は狭くなり、血液がスムーズに流れにくくなります。

やがて何かのはずみでプラークが破れると出血し、そこに血小板が集まって血栓（血の塊）ができます。もともと狭くなっていた血管にこの血栓が詰まることで血流が途絶え、心筋梗塞や脳梗塞という致命的な病気が起こるわけです。

なお、コレステロールの薬を飲んでも、血液の中を流れる薬の成分が、血管の壁の中にできたプラークに働きかけることはありません。つまり、**いったんできたプラークは、薬を飲んでも消えない**のです。薬を飲んでも、血液中のＬＤＬコレステロールの濃度が下がるだけなのです。

現在使われているコレステロールを下げる薬には、スタチンのように肝臓でのコレステロールの合成を抑えるものや、コレステロールを材料にしてつくられて腸管に分泌される胆汁酸という消化酵素の再吸収を抑えるものがありますが、それによって、いったんできたプラークが消えるわけではありません。

だからこそ、若くしてコレステロールが高い人などは、一刻も早くコレステロールを下げるのが得策です。高コレステロールの状態が長く続いてしまうと、大切な血管が狭くなってしまうからです。

●中性脂肪は間接的に動脈硬化を進める

脂質異常症の中でも、中性脂肪が高いタイプは、ＬＤＬコレステロールが高いタイプと比べると、血管障害に直接関連があるわけではありません。中性脂肪は、食事や運動の影響がダイレクトに表れるので、上がりやすく、下げやすいという特徴もあります。

とはいえ、中性脂肪は間接的に動脈硬化を進めて心血管疾患のリスクを上げるので、軽く考えてはいけません。

間接的な影響の1つに、「超悪玉ＬＤＬコレステロール」が増えるという側面があります。血中で中性脂肪やコレステロールを運ぶためには、それらを「リポたんぱく」という船のようなものに乗せる必要があります。もし血中の中性脂肪が増え過ぎて、定員に限りのある船に中性脂肪がたくさん乗り込むと、小さいコレステロールしか乗れなくなってしまいます。これが「超悪玉」といわれる「**スモールデンスＬＤＬ**」をつくるのです。

スモールデンスLDLは、普通のLDLよりも酸化されやすく、小さいので血管に取り込まれやすく急速に動脈硬化を進めます。

●中性脂肪とコレステロールは「仕事」が違うから「対策」も違う

LDLコレステロールや中性脂肪を下げるにはどうすればいいでしょうか。実は、LDLコレステロールと中性脂肪では下げる方法が異なります。というのも、どちらも同じ血液中の「アブラ」ながら、担っている「仕事」は全然違うからです。

中性脂肪は体を動かすガソリンのような役割をしています。焼肉や天ぷらなどの油っこい料理を食べると中性脂肪は上がります。それだけでなく、糖質やたんぱく質も、余れば中性脂肪になります。果物やまんじゅう、ご飯やうどんも、その日のうちにエネルギーとして使われなければ中性脂肪となってたくわえられます。

おなかの腸間膜についている内臓脂肪は、その中性脂肪の倉庫です。人間の体は飢餓の時代を長く生きてきたので、せっかく口にした貴重な栄養を簡単に捨てないように進化してきました。余ったエネルギーは中性脂肪にして、脂肪細胞に入れて備蓄しておく。すると脂肪細胞がふくらみ、それが肥満につながるわけです。

中性脂肪は燃料なので、それを減らすには**筋肉を動かして燃やすか、食べ物から補給しなければいいわけです。**運動で消費エネルギーを増やすか、食べ過ぎないようにして摂取エネルギーを減らせばいいということです。

●コレステロールが運動では簡単に減らない理由

一方、コレステロールは燃料ではないので、運動してもなかなか減りません。コレステロールには、「細胞膜」の材料になる、「ホルモン」の材料になる、そして「胆汁酸」という消化液の材料になる、という3つの役割があります。LDLコレステロールは増え過ぎると動脈硬化を進めるので「悪玉」と呼ばれますが、このように大切な役割を担っており、実は体には絶対に必要なものなのです。

細胞がどんどん入れ替わる代謝のいい人はコレステロールをたくさん使います。つまり、若いときは細胞がどんどんつくられるので、コレステロールの使い道が豊富にあるのですが、年をとると代謝が悪くなって体が省エネになり、コレステロールの使い道が減ってきます。年齢とともにＬＤＬコレステロールの数値が少しずつ上がってくるのはそのためです。

特に、女性は閉経とともに卵巣の働きが低下し、女性ホルモンのエストロゲンの分泌が減ると、さらにコレステロールが余って数値が上がりやすくなります。男性ホルモンが減っても同様です。

つまり、年をとると、コレステロールが体外に出ていくルートが、「胆汁酸になって腸を通じて出ていく」くらいしかなくなるので、どうしてもたまりやすくなるのです。そんなＬＤＬコレステロールを下げるには、**食事からコレステロールや飽和脂肪酸をとり過ぎないように注意する**ことが重要になります。

●卵を毎日食べるとコレステロールがオーバー？

ＬＤＬコレステロール値が高めの人は、食事でコレステロールをとり過ぎていないかどうかの点検が必要です。体に必要なコレステロールの3分の2は、脂質や糖質を材料に肝臓で合成され、食事から補われるのは残りの3分の1のみです。逆にいえば、食事では3分の1だけを補えばよいのです。

もう1つ、とり過ぎないほうがいいのは**飽和脂肪酸**です。これを多く含む動物性脂肪や乳製品は、体内でコレステロールをたくさんつくるように働きます。肉の脂肪に飽和脂肪酸が多いことはよく知られていますが、意外な落とし穴になっているのが牛乳やヨーグルトです。高齢の女性の中には骨粗しょう症を気にして牛乳をたくさん飲んでいる人もいますが、そのせいで（LDL）コレステロールが上がることもあるので要注意です。

ただし、カルシウム補給のためには、カルシウムの吸収率が高い牛乳や乳製品は必要です。ですから、牛乳や乳製品は1日200mLを上限と考え、それ以上摂取しないようにしましょう。また、問題は飽和脂肪酸なので、牛乳やヨーグルトは無脂肪のものを選ぶのがコツです。

一方、コレステロールはレバーなどのモツ類、タラコ、明太子などの魚卵に多く含まれています。コレステロールは脂質の一種なので、当然、肉の脂身などにも多く含まれますが、盲点なのが、ヘルシーなイメージのある赤身肉やささみ。こうした部位は細胞がギュッと詰まっているので、細胞膜をつくるコレステロールをたくさん摂取することになります。飽和脂肪酸が少ない代わり、コレステロールは脂身と同じくらい多いのです。そして、コレステロールが多いといえば卵（鶏卵）。1個（50g）に200mg近くも入っています。

厚生労働省の「日本人の食事摂取基準2020年版」では、「**LDLコレステロールの高い脂質異常症の人はコレステロールの摂取は1日200mg未満が望ましい**」とあり、ほかの食品にもコレステロールは含まれていますから、卵を毎日食べていたらオーバーしやすいでしょう。

健康な人ではコレステロールの上限が定められていませんが、300mg程度が妥当だと私は考えています。目安として、牛乳200mLに、肉と魚をそれぞれ50〜100g（手のひらサイズくらい）ずつ、そして卵1個くらいなら、1日に摂取するコレステロールが約300mgに収まります。

焼肉などに行くと、当然50〜100g程度の肉ではすまないでしょうから、一気にとり過ぎになります。焼肉などで肉を食べ過ぎたときは1週間の中で調整して帳尻を合わせるようにしましょう。

ちなみに、食事からたくさんのコレステロールを摂取しても、なぜ「LDLコレステ

コレステロールを多く含む食品の例

種類	食品	コレステロール含有量
卵	**鶏卵**(生)1個(50g)	185mg
肉類	**鶏レバー**(100g)	370mg
	牛レバー(100g)	240mg
	鶏もも(皮付き)(100g)	130mg
	鶏ささみ(100g)	100mg
魚介類	**うなぎ**(かば焼き、100g)	230mg
	ししゃも(100g)	230mg
	釜揚げしらす(50g)	85mg
	いくら(50g)	240mg
	たらこ(50g)	205mg
洋菓子	**クリームパン**(薄皮タイプ、100g)	140mg
	シュークリーム(100g)	200mg

「日本食品標準成分表2020年(八訂)」より

ロール」だけが上がるのかと不思議に思う方もいるかもしれません。摂取したコレステロールが善玉の「ＨＤＬコレステロール」になってくれれば、体にとっていいですよね。

実は、ＬＤＬコレステロールもＨＤＬコレステロールも、中身は同じコレステロール。「ＬＤＬ」や「ＨＤＬ」は、コレステロールを運ぶ「リポたんぱく」という船のようなたんぱく質の名前なのです。肝臓から全身にコレステロールを届けるＬＤＬは悪玉、逆に全身の血管から余ったコレステロールを引き抜いてくるＨＤＬは善玉と呼ばれます。食事でたくさんのコレステロールを摂取すると、血液中では余ったコレステロールがＬＤＬに乗っかり、ＬＤＬコレステロールが増えてしまうというわけです。

食事で摂取するコレステロールの量については、くれぐれも注意しましょう。

【脂質のポイント】

・血管にいったんできたプラークは薬を飲んでも消えない
・中性脂肪は燃料なので、減らすには運動や食べ過ぎないことが有効
・ＬＤＬコレステロールを減らすには食事でコレステロールや飽和脂肪酸を減らす

4 血糖

空腹時血糖とHbA1cはどちらの値が悪いとより深刻？

●あなたの血糖値はどの段階？

血糖とは、文字通り、血液の中を流れているブドウ糖のことです。血糖値は、検査したときに流れている血液100mL（＝1dL）の中に何mgのブドウ糖が含まれているかを示す指標です。

「**空腹時血糖値**」は、食後10時間以上たった血液中にどれくらいのブドウ糖が含まれているか、「**随時血糖値**」は食後10時間経過していないときの血液中にどれくらいブドウ糖が含まれているかを表しています。つまり、血中のブドウ糖を必要以上に残さず、きちんと処理できているかどうかを見ているのです。

血糖の基準値

	空腹時血糖	HbA1c
特定健診の基準	100mg/dL未満	5.6%未満
糖尿病型 （糖尿病が強く疑われる）	126mg/dL以上	6.5%以上

特定健診では、空腹時血糖値100mg/dL以上、またはHbA1c5.6％以上を保健指導の判定値としている。一方、メタボの診断基準では110mg/dL以上を高血糖としている

また、食後2時間の時点で血液中にどれくらいブドウ糖が残っているかは、糖尿病の診断にも使われるため、「**食後血糖値**」と呼ぶこともあります。

ちなみに、コーヒーやお茶にもわずかに糖質が含まれているので、厳密にいうと、検査前の10時間は水しか飲まないで検査するのが、本当の「空腹時血糖値」ということになります。

血糖値のうち、健康診断の結果では主に、「**空腹時血糖値**」と「**HbA1c**」の2つをもとに糖代謝機能を評価します。

空腹時血糖値は、正常が110mg／dL未満、特定健診では予防的な観点から正常が100mg／dL未満になっています。糖尿病と診断されるのは126mg／dL以上です。

肝臓などがきちんと糖を処理していれば、10時間前にいくらたくさん食べても、血糖値は基準値内に収まります。それなのに超えているということは、糖の処理が追いついていないということであり、正常に糖を処理するための機能のどこかが低下

していることになります。１００mg／dLを超えていれば、異常とまではいえなくても、糖が血液中にだぶついているかもしれない、と考えます。１２６mg／dL以上は、明らかに処理できずに余っている状態です。

検査した日の血糖を見る空腹時血糖値に対し、ＨｂＡ１ｃはもっと長期的な指標で、**検査前1～3カ月間の血糖の状態を反映しています**。赤血球の中には酸素を運ぶトラックであるヘモグロビンというたんぱく質があります。このヘモグロビンにどれくらい糖がくっついているかをパーセントで表した数値がＨｂＡ１ｃです。

糖はたんぱく質にベタベタとくっつく性質があります。テーブルにこぼしたオレンジジュースが乾くと、その部分がベタベタしますよね。ちょうどそんな具合です。

ヘモグロビンの寿命は１２０日程度といわれており、その間に血液中にブドウ糖が多いとヘモグロビンにもくっつくわけです。糖にくっつかれたヘモグロビンをイメージしてみてください。ベタベタくっつかれて本来の仕事ができなくなってしまう感じがしますよね。ＨｂＡ１ｃの基準値は５・６％未満。糖尿病の診断基準は６・５％以上です。

たとえまだ基準値を超えていなくても、血糖値が年々上がっていて、もう少しで基準値を超えそう、ということであれば、食生活や運動などの生活習慣が変化していないか、振り返って考えることが大切です。

次ページの図で、自分の空腹時血糖値とＨｂＡ１ｃの数値に〇をつけてみましょう。

ご自身の血糖値がどの段階にあるかを確認してみてください。それが目盛りのかなり上のほう（場合によっては欄外）にある場合は、糖尿病の合併症（網膜症、腎症、神経障害）がかなり進行している可能性があります。

●血糖が上昇する原因となるのは「インスリン不足」

人類は進化の過程で飢餓の時代が長かったので、血糖値が高い状態が続くことに対応する能力が備わっていません。

血糖を上げるホルモンはたくさんある一方、下げるホルモンはインスリンしかないのです。ですから、インスリンが不足すると血糖値が上がります。少し難しいですが、その仕組みについても説明しましょう。

糖は脳や筋肉のエネルギーになるので、少ないともちろん困りますが、多過ぎても問題です。血液の中に糖が増えると、ヘモグロビンだけでなく、たんぱく質でできた血管の壁

あなたの血糖値はどの段階？

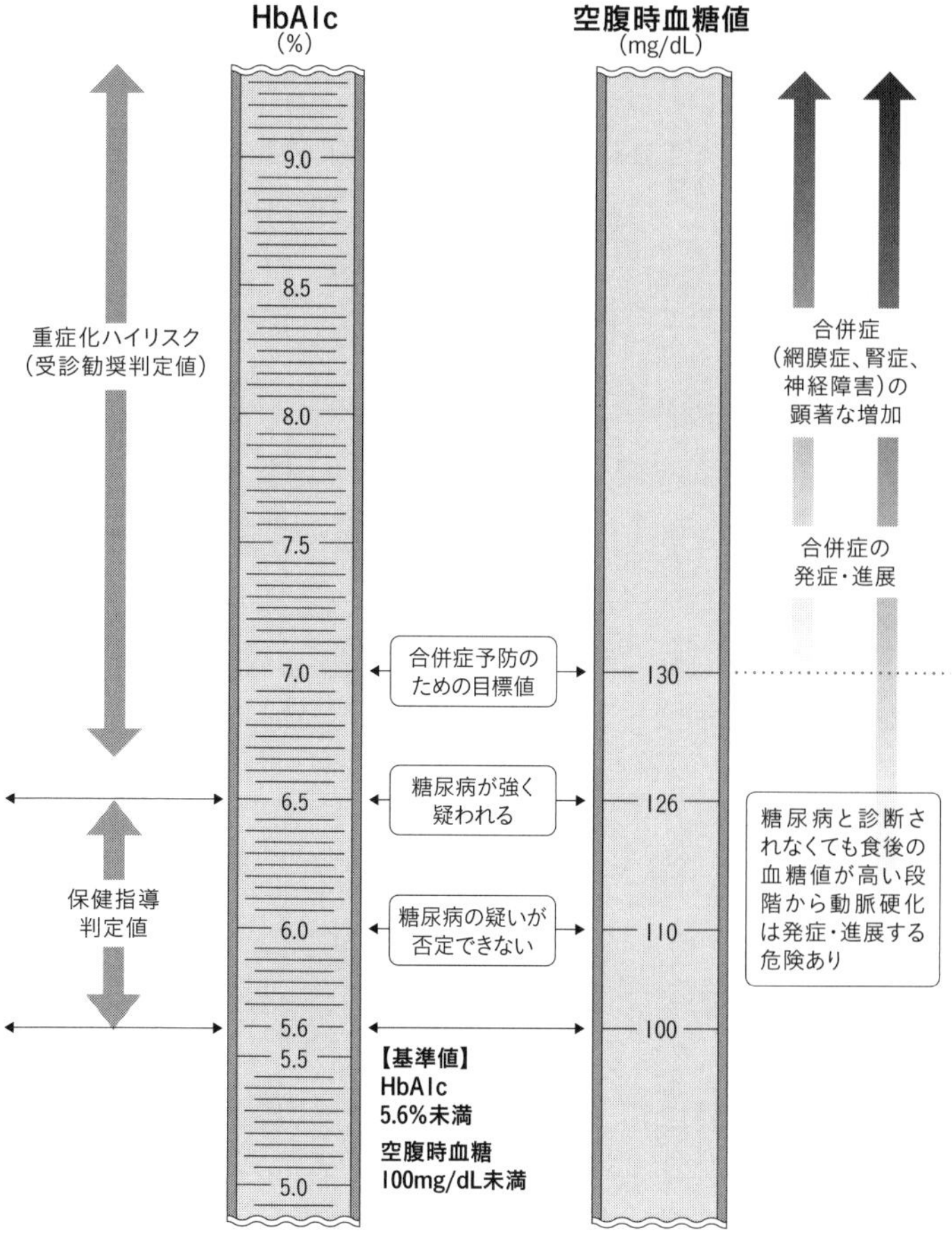

自分の血糖の値のところに「○印」をつけてみよう

にも糖がベタベタとはりつき、そこに白血球が集まって炎症を起こし、血管が傷んできます。

そのため、血液中の糖が一定の量を超えたら、備蓄分として倉庫に収めるような仕組みがあります。糖の倉庫となるのは、**第1に肝臓、第2に筋肉、第3が脂肪細胞です。**肝臓や筋肉に糖を収めても、まだ糖が余っていたら、脂肪細胞に収めます。

肝臓は脳に供給するために糖を蓄積します。よく知られているように、脳のエネルギー源はブドウ糖しかありません。脳が働かないと体も内臓も動きません。そのため、何も食べなくても最低限のブドウ糖を脳に供給できるように、ブドウ糖は「**グリコーゲン**」という固形燃料の形で肝臓にたくわえられます。

筋肉では、筋肉を動かすためにブドウ糖をすぐに使えるよう、やはりグリコーゲンの形で備蓄します。そして、すぐに使わない糖は、中性脂肪に変えて第3倉庫である脂肪細胞にためます。糖は1g当たり4kcalなのに対し、脂肪は1g当たり9kcalですから、脂肪に変えれば効率よくエネルギーをたくわえられます。だから、長期保存に向いているわけです。

大量の糖分を摂取すると、余分な糖はまず肝臓の倉庫に入れられます。その倉庫の鍵がインスリンです。インスリンが倉庫の扉を開くと、血液中の余っている糖を倉庫に収めることができるわけです。逆に、鍵が足りないと倉庫が十分に開きません。そのため、いつまでたっても血液中のブドウ糖が余った状態が続くわけです。これが高血糖です。

肝臓にたくわえたグリコーゲンを取り出すときにも、インスリンが必要になります。インスリンがないとためた糖を取り出せないので、とても大切なホルモンということになります。

●一生好きな物を食べ続けるためには、どうすればいい？

インスリンは、**膵臓の中のβ《ベータ》細胞**でつくられています。体の中に入ってくる糖が通常の量であれば問題はありませんが、甘い物やジュース、アルコールなどをたくさんとり続けると、血液中に増えた糖を処理するために、どんどんインスリンを分泌しなければいけなくなり、β細胞が疲弊し、やがてインスリンが出せなくなってきます。

筋肉を使わないことでもβ細胞の疲弊につながります。筋肉は糖を燃やすことで動くので、運動すると糖が使われます。逆に、筋肉を動かさないと、糖が血液中に余ってしまいます。すると、その糖を処理するために大量のインスリンが必要になり、やがてβ細胞が疲れてインスリンを十分に分泌できなくなるのです。その結果、血糖値が上がりやすくなります。

生涯にわたって、ずーっと好きな物を食べ続けたいと思ったら、膵臓にインスリンを出し続けてもらう必要があります。そのためには、β細胞を傷めないようにしなければなりません。すなわち糖のとり過ぎや運動不足は避けたほうがいい、ということですね。

ちなみにインスリンは、「**基礎分泌**」といって、血糖値を一定にするために絶えず血中に分泌されています。そして、食事をとると血中のブドウ糖が増えるので、その量に見合った量のインスリンが一気に分泌されます。これをインスリンの「**追加分泌**」といい、これにより、血液中に増えた糖がきれいに片付けられます。

ところがインスリンがうまく働かなくなると、血液中にブドウ糖が多い状態が続き、血管を傷つけたり、ヘモグロビンなどのたんぱく質でできた血液中の物質にはりついたりして、それぞれの働きを邪魔します。ＬＤＬコレステロールは、細胞膜やホルモンの材料になるために肝臓でつくられ、全身に届くわけですが、糖がはりついて「**糖化ＬＤＬ**」になると、本来の仕事ができなくなります。糖化ＬＤＬは酸化されやすく、やがてプラークの材料になってしまうのです。

空腹時血糖とＨｂＡ１ｃ、どちらの値が悪いとより深刻？

ところで、空腹時血糖とＨｂＡ１ｃでは、どちらの値が悪いとより深刻だといえるのでしょうか。

空腹時血糖値が高いということは、食事から10時間たってもブドウ糖を処理できていないほど、インスリンが足りていないわけです。つまり、糖尿病かそれに近い状態ということになります。

一方で、空腹時血糖は基準値内だけれどＨｂＡ１ｃが高い場合はどうでしょうか。これは、10時間たてば糖を片付けられるくらいのインスリンは出ているけれども、食べた直後に糖をさっさと片付けられないくらいの状態になっている、ということを意味します。

これは、インスリンの分泌が追いつかないほど食べる量が多いのかもしれないし、インスリンの分泌量が減りつつあるのかもしれません。あるいはインスリンの効果が得られにくくなっている「インスリン抵抗性」の状態が生じている可能性があります。インスリンが効きにくくなると糖の処理が遅れ、高血糖の状態が長くなり、糖がヘモグロビンにくっつきやすくなってＨｂＡ１ｃが上がります。

順番としては、**先に高くなるのがＨｂＡ１ｃで、空腹時血糖値が上がるのは後**です。「ＨｂＡ１ｃが低くて空腹時血糖値だけ高い」という状態は考えにくく、少なくとも私は見たことがありません。空腹時血糖値が高ければ、たいていＨｂＡ１ｃも高くなっているはずです。

つまり、**空腹時血糖値が上がり始めたらより深刻**ということになります。空腹時血糖値が１１０㎎／dL以上の場合は、ぜひ一度、医療機関を受診してください。

●ＨｂＡ１ｃが６・５％以上の場合も一度受診を

もちろん、ＨｂＡ１ｃだけが悪くて空腹時血糖値は基準値内だから安心ということはありません。ＨｂＡ１ｃは、６・５％を超えると、それだけで糖尿病とはいえないものの、その可能性が高い「**糖尿病型**」と呼ばれる状態になります。ＨｂＡ１ｃが６・５％以上で、かつ空腹時血糖値も126mg／dL以上であれば、「**糖尿病**」と診断されるレベルです。

糖尿病では、高血糖が継続している状態になります。こうなると、血液中を流れるさまざまなたんぱく質や血管に糖がくっついて、それぞれの機能障害を引き起こします。それだけでなく、通常の糖の処理では追いつかないため、別の処理がスタートし、その過程で体にとっては好ましくない物質が産生されて、血流低下や細胞死を引き起こすきっかけになるのです。

ほとんどの場合、糖尿病そのものは自覚症状がありません。しかし、高血糖のまま放置する期間が長くなればなるほど、血流低下や細胞死が起こりやすくなり、結果として合併症につながっていきます。**合併症が起こる可能性が高くなる目安の1つがHbA1cの7%**です。これ以上になると、糖尿病特有の合併症、つまり、網膜症、腎症、神経障害が起こる可能性が高まります。

HbA1cは過去1～3カ月間の血糖の状態を示す数字ですが、通常の健康診断は1年に1回しかなく、それだけだとHbA1cの変化を追えません。ですので、定期的に血糖の状態を調べるという意味でも、**HbA1cが6・5%以上であれば、一度、医療機関を受診してみる**ことが大切だと思います。

手前の段階である5・6～6・4％の人も安心はできません。このくらいの数値だと、合併症は起こさなくても、動脈硬化が進みやすくなり、心筋梗塞や脳梗塞を発症しやすい状態といえます。

糖尿病と一口にいっても、単に甘い物の食べ過ぎだけが原因ではありません。1人1人の原因を探るために、ぜひ保健師や管理栄養士などの専門職を活用してください。

●対策のポイントは「食後の血糖値の山」を高くしないこと

糖尿病を予防するためのポイントは、「食後に血糖値の山を高くしないこと」です。最近は、食事のときに野菜を最初に食べる「ベジタブル・ファースト」という食べ方が広く知られるようになってきました。このように、食べる順番を変えるだけで、食後の血糖値の上昇が抑えられることがわかっています。

糖質をとる前にほかの栄養素を摂取しておくと、小腸での糖質の吸収を邪魔してくれます。先にとる栄養は、たんぱく質でも脂肪でもいいのですが、一番は**食物繊維が多い野菜**

です。食物繊維は腸での糖の吸収を抑える作用が強く、血糖値の急上昇を防いでくれます。

インスリンの反応が少々悪くなっていても、血糖値の上がり方をゆるやかにできれば、高血糖を防げるわけです。

最初に野菜を食べて、次に魚や肉などのおかずを食べて、最後にご飯を食べる。この順番がベストですが、高齢者や食の細い人は、最初に野菜を食べるとおかずが食べられなくなるかもしれません。そんな場合は、魚や肉から食べ始めてもいいでしょう。「糖質を最後に回す」ことが重要なのです。

ほかにも、血糖値の急上昇を抑える食べ方はいくつかあります。例えば、白米の代わりに食物繊維の多い**玄米や麦ご飯**を主食にする。あるいは、**ゆっくり食べる**ことも大切です。単におにぎりだけを食べるときでも、ゆっくり時間をかけて食べればそれだけ血糖値の上がり方はゆるやかになるでしょう。

早食いは、血糖値を急上昇させてしまいます。家族や友人と会話を楽しみながらゆっくり食べることで、食べ過ぎも防げるでしょう。

●料理に使う以外の砂糖は1日10g以下を目標に

ひと口に糖質といっても、分子量の小さい「単糖類」や「二糖類」、分子量の大きい「多糖類」などの種類があります。単糖類というのはブドウ糖など単独で存在する糖。二糖類は2種の単糖類が結合したもので、これらは分子量が小さく、結合が複雑ではないので、簡単に吸収されやすく、血糖値を急上昇させます。代表的なものはブドウ糖と果糖が結合したショ糖（砂糖の主成分）です。

ケーキなどに含まれる砂糖は、ご飯に含まれる糖質と比べて、すぐに血液の中に入って血糖値を急に上げてしまいます。毎日甘い物を欠かさないような人は、血糖が高い状態が起こりやすいといえます。

私は、**料理に使う以外の砂糖は「1日10g以内にしましょう」**と指導しています。スティックシュガー1本が約3gなので、3本ちょっとですね。女子栄養大学が主なお菓子の砂糖換算量を出しているので、いくつか紹介しましょう。10gなんてすぐに届いてしまうことがわかります。

お菓子に含まれる砂糖の量

お菓子の種類	砂糖換算量
ショートケーキ(1個65g)	15.7g
アップルパイ(1個100g)	17.9g
カスタードプリン(1個200g)	21.4g
メロンパン(1個90g)	14.7g
アイスクリーム(ラクトアイス、普通脂肪40g)	4.8g
アメ玉(1個10g)	8.2g
どら焼き(1個90g)	39.4g
練りようかん(1切れ60g)	33.3g
水ようかん(1切れ65g)	19.3g

『糖質早わかり　炭水化物や食物繊維の量もひと目でわかる』(女子栄養大学出版部)より

甘い物をどうしても食べたいときは、小腹がすいたときの「間食」ではなく、食事の最後にデザートとして少しだけ食べるのがよいでしょう。食事をしてインスリンが出ているとき、一緒に食べてしまうわけです。

食事後、時間がたってから間食をすると、そのたびに血糖値が上がってインスリンを出さなければならなくなります。特に寝る前に甘い物を食べるのは良くありません。筋肉で消費されないので、全部のブドウ糖が肝臓か脂肪細胞にたくわえられます。

甘い物を楽しみにしている人は、食べた後に体を動かすのが最も理想的といえます。筋肉で糖を燃焼すれば、インスリンによる処理量も少なくて済むからです。

飲み物では、ジュースはもちろん、ドリンク剤やエナジードリンクにもとても多くの糖分が含まれるので注意が必要です。また、ヨーグルトにハチミツを入れるとか、トーストにジャムを塗るとか、何気なくやっている習慣でも糖をとり過ぎてしまいます。

食習慣を点検すれば、スティックシュガー1本分くらいはすぐに減らせるはずです。


【血糖のポイント】

・生涯にわたってずっと好きな物を食べ続けたければ、糖をとり過ぎないようにする
・糖尿病対策のポイントは「食後の血糖値の山」を高くしないこと。食事の際は野菜を最初に食べる。時間をかけてゆっくり食べる
・料理以外の砂糖は1日10g（スティックシュガー3本）以内に
・甘い物を食べるなら食事の最後に
・甘い物を食べた後は、体を動かすのが理想的

5
肝臓

γ-GTPやALTが高いと肝臓のがんばり過ぎのサイン

●あなたの肝機能はどの段階？

健康診断で肝機能の数値を表しているγ-GTP、AST、ALTは、いずれも肝臓に含まれる酵素です。ASTやALTは肝細胞の中にある酵素で、γ-GTPは肝細胞や胆管細胞にある酵素です。これらの数値が高いということは、それだけ多くの肝細胞が壊れていて、肝臓がダメージを負っていることを意味します。

肝臓は再生能力が高いので、壊れてもしっかり休ませれば回復します。しかし、油断は禁物です。肝細胞が壊れる、再生する、を繰り返していると、やがて再生できなくなって**肝硬変**になり、そこから**肝がん**にもなります。

肝機能の検査値の基準

	AST(GOT) ALT(GPT)	γ-GTP
基準範囲	30以下	50以下
保健指導判定値	31〜50	51〜100
受診勧奨値	51以上	101以上

単位はU/L（特定健診における基準値）

肝機能は多くの方が気にしていますが、お酒との関連だけで見ている人が多いように思います。確かにアルコールの分解は肝臓で行われますが、肝臓の仕事はそれだけではありません。とても大切な仕事をいろいろしてくれているのです。肝臓は右の肋骨の下にあって、重さは成人で1・0〜1・5kgもあります。健康診断の結果から自分の肝臓の状態を読み取るためにも、まずは肝臓の役割について知っておきましょう。

●アルコール分解だけじゃない、肝臓の大事な3つの仕事

肝臓には大きく3つの働きがあります。

まず体に不要なものを取り除く「**解毒**」。肝臓でアルコールなどの有害な物質を分解し、解毒するというのは聞いたこ

肝臓の主な仕事は3つある

①体に不要なものを取り除く(解毒)
アルコールや薬物など体にとって有害な物質を分解したり、消化管から一緒に吸収されたウイルスを殺したりして無毒化する

②体に必要なものを作り出す(栄養素の代謝)
小腸から吸収された栄養素や不要になった細胞をリサイクルして、体に必要な形に分解・合成する

③一部の消化液(胆汁)をつくる
脂肪の消化を助ける消化液、胆汁をつくる

とがあるかもしれません。

口から入ってきたものはいったんすべて、栄養素も一部のウイルスも無差別に、小腸の壁から血液中に吸収されます。飢餓の時代が長かった人間にとって、口から入ってくる食物は貴重です。その中に含まれている栄養素を1つ残らず、全身の細胞が生きていくための材料にするために、小腸の壁から血管に取り込んでいるのです。

その血液が最初に向かう先が肝臓です。いわば肝臓は「**血液の税関**」のようなもの。そのため、小腸から肝臓に向かう血管を「**門脈**」といいます。有害な物質やウイルスは肝臓で捕まり、クリーンになった血液が下大静脈《かだいじょうみゃく》を通して心臓に送られ、そこから心臓のポンプの力を使って全身に送られます。

沈黙の臓器といわれる肝臓は、黙って、私たちの体

肝臓の構造

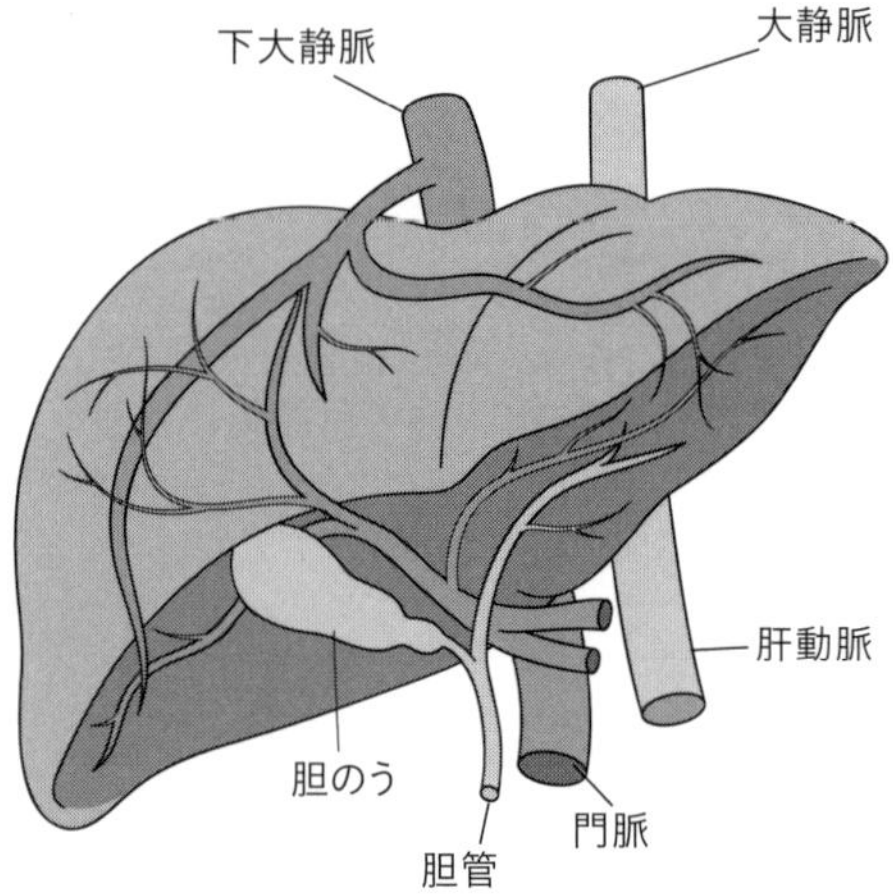

の門番として働いてくれているのですね。また、肝臓が重く、真っ赤な色をしているのは血液がたっぷり詰まっているからです。

肝臓は「**肝細胞**」の集まりです。もう少し詳しくいうと、いくつもの肝細胞から成る「肝小葉」という単位が集まって肝臓になるのですが、1つの肝小葉の中に約50万個の肝細胞が入っています。この1つ1つの肝細胞が、いろいろな物質をより分けて解毒したり合成したりする小さな工場のようになっているのです。

肝臓がマンション群、肝小葉が1つのマンションとすると、肝細胞はいわばマンションの1つ1つの部屋のようなもので、すべての部屋で同じ仕事をしてくれています。そして、その通路にあたるところに、マクロファージの一種で有害な物質や細菌を食べてくれるクッパー細胞などがいて、異物を処理してくれています。

肝臓の仕事の2番目は、体に必要なものをつくり出す「**栄養素の代謝**」です。摂取した食品の中に含まれる栄養素（糖質、たんぱく質、脂肪など）を、必要に応じて体内で使いやすい形につくり直して全身に供給します。

糖質は、いざというときのために「グリコーゲン」というブドウ糖の塊として肝臓にたくわえられます。そして、ブドウ糖が必要になると、肝臓が血液中に放出します。脂肪は中性脂肪につくり替えて肝臓に貯蔵します。その結果、脂肪がたまり過ぎると、脂肪肝になってしまうのです。また、肝臓にはビタミンAを貯蔵する部屋もあります。

それから「**胆汁の生成**」も肝臓の仕事です。コレステロールを材料に、脂肪の消化を助ける胆汁という消化液をつくり、いったん胆のうという袋にためます。そして、脂肪の多い揚げ物などの消化で胆汁が必要になると、腸管に胆汁を放出します。

●肝機能の数値が上がることの意味

肝臓は肝細胞の集まりで、1つ1つの肝細胞が小さな工場のように働いています。しかし、工場でやるべき仕事が多過ぎると、これらの肝細胞が壊れてしまいます。そうした肝細胞の状態を表す検査値がＡＳＴやＡＬＴ、γ－ＧＴＰです。

肝細胞が壊れると、その中にあるＡＳＴやＡＬＴなどの酵素が血液の中に流れ出てくるため、これらの数値が上がります。

ＡＳＴは「急性炎症」など、急に肝臓の細胞が傷んだときに上がりやすいという特徴があります。例えば、体で処理しきれないアルコールや薬剤の解毒など、摂取したものの処理の負担が大き過ぎて肝細胞が壊れたときなどに上がるのです。

一方、ＡＬＴは、慢性的な肝細胞のダメージがあるときに上がってきます。γ－ＧＴＰは肝細胞や胆管細胞に存在する酵素で、これも肝細胞が傷むと、血液中に漏れ出して数値が上がります。

私が最近気になっているのはサプリメントなどの健康食品です。体に良いイメージがあるサプリメントですが、それが原因で肝機能が悪くなる人は珍しくありません。成分そのものが、過度にとった場合などに負担になることもあるし、栄養素を包む基剤になっている化学物質を無毒化する過程で肝臓を悪くすることもあります。良かれと思って飲んでいるサプリメントで、逆に体を壊してしまう、ということもあるのです。

食べ過ぎなどで肝臓に脂肪がたまった「**脂肪肝**」になることでも、肝細胞が壊れ、肝機能の数値が高くなります。内臓脂肪の倉庫がいっぱいになると、あふれ出てきた脂肪を肝臓で備蓄しようとするのです。すると、本来は赤い肝臓が、まるでフォアグラのようにピンク色になってきます。

1つ1つの肝細胞は小さな工場なのですが、その小さな空間に脂肪がたまると、スペースが狭くなって仕事がしにくくなるわけです。脂肪がたまると肝臓の負担が増して、肝細胞が壊れやすくなります。脂肪肝は慢性的な炎症なのでALTが上がることが多いですが、γ－GTPも上がります。

●タフな肝細胞にも限界はある

肝臓は、一部を切り取って移植しても元の大きさに戻るくらい再生能力が高いことが知られています。再生能力が高いので、お酒を飲み過ぎても、禁酒して肝臓を休ませれば、肝機能の数値は戻ります。

肝細胞が壊れても、全体の仕事量が変わらなければ、残されたほかの肝細胞の仕事が増えます。そうすることで肝臓は機能し続けるのですが、ますますオーバーワークになり、さらに肝細胞が壊れると、再生したばかりの肝細胞もすぐに働かなければならなくなります。

まるでブラック企業のようです。

いくら肝細胞がタフだといっても不死身ではありません。肝細胞が再起不能になった状態が「**肝硬変**」で、肝細胞が線維化してしまい、働けなくなります。それでも体は壊れた肝細胞を再生しようとしますが、一定の回数以上に新しい細胞をつくろうとすると、遺伝子の設計ミスが起こるリスクが高まり、がん細胞ができます。それが、肝硬変から「**肝がん**」になるメカニズムです。

肝臓には痛みを感じる神経が通っていないので、どんなに過酷な仕事をさせても黙って壊れていくだけで痛くはありません。

文句も言わず、休みも取らずに働き続け、やがて力尽きて倒れてしまいます。

自覚症状がないからこそ、健康診断で数値をしっかりチェックする必要があるわけです。

●何が原因で数値が上がっているのかを考えよう

γ－GTPはお酒を多く飲む人ほど数値が上がりやすいため、少し高くなっても、「お酒をたまたま飲み過ぎたせいだろう」「お酒を控えれば下がるだろう」と軽く見てしまいがちです。

しかし、γ－GTPが上がるということは、肝細胞が壊れているサインなので、肝細

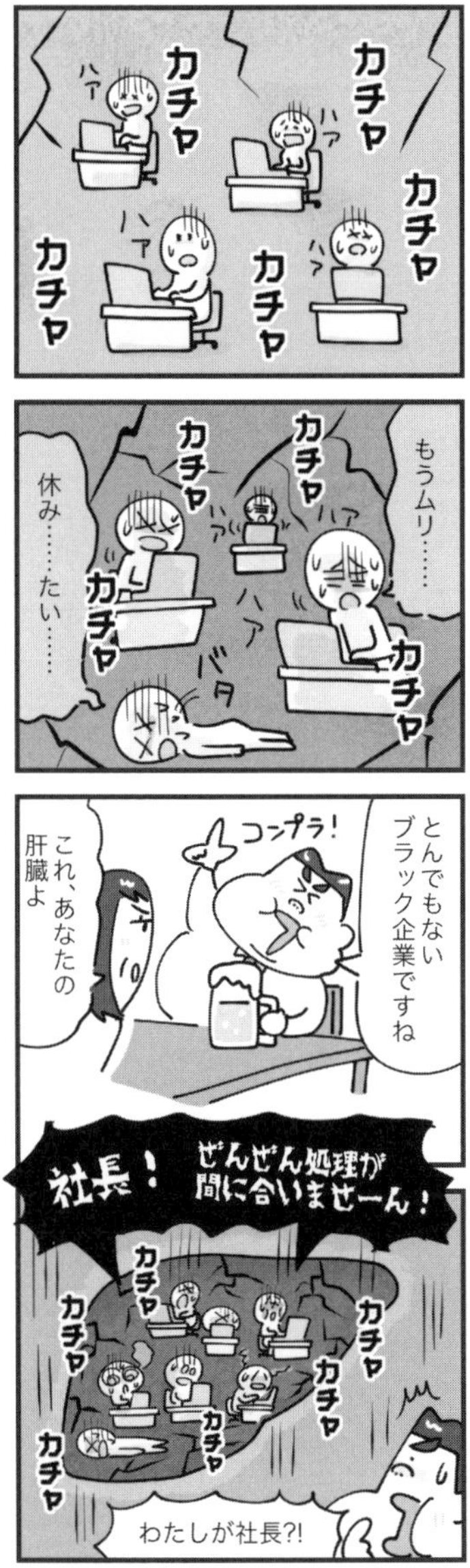

カチャ
カチャ
ハァ
ハァ
カチャ
カチャ
ハァ
カチャ
もうムリ……
カチャ
カチャ
ハァ
休み……たい……
カチャ
バタ
とんでもないブラック企業ですね
コンプラ!
これ、あなたの肝臓よ
社長! ぜんぜん処理が間に合いませーん!
カチャ
カチャ
カチャ
カチャ
カチャ
わたしが社長?!

胞の仕事を減らしてあげなければなりません。アルコールに限らず、薬や脂肪肝で肝細胞が壊れれば、γ－GTPは上がります。ASTやALTが正常値でγ－GTPだけが高い場合でも安心はできません。

厚生労働省は、「節度ある適度な飲酒」の目安を、純アルコールで1日平均20g程度としています。これは、ビールなら500mL、日本酒なら1合、ワインなら200mL程度になります。これが肝細胞を傷つけない1つの目安だといえます。なお、これは男性の場合で、女性はこの半分の1日平均10g程度と考えてください。

お酒には良い効果もあるので「飲んではいけない」とは言いませんが、肝臓に無理をさせないため適量を守るようにしましょう。

肝機能が落ちると、糖代謝やコレステロールの合成がうまくできなくなることで、高血糖や脂質異常になりやすくなり、生活習慣病のリスクも高くなります。肝臓は「血液の税関」でもあるので、そこが悪くなると全身に送る血液の質も悪くなってしまいます。

肝機能の数値が悪いときは、どれくらい肝臓に仕事をさせた結果なのか、原因を探ることが大切です。お酒や脂肪肝以外にも原因はあるかもしれません。

食べたり飲んだりしていれば、必ず肝臓は働いています。**暴飲暴食をしている人の肝臓**

は、ブラック企業で休みなく働かされているようなもの。肝臓を働かせ過ぎないよう、くれぐれも大事にしてあげてください。

【肝臓のポイント】

- 肝機能の数値が高いということは、多くの肝細胞が壊れているということ
- 肝臓は再生能力が高いが、肝細胞が壊れて再生、壊れて再生、を繰り返すと、やがて再生できなくなって肝硬変になり、そこから肝がんになる
- 肝機能の数値が上がる原因はアルコールだけではない
- 過食、サプリメントのとり過ぎも肝臓を傷める

6 尿酸

痛風は氷山の一角「高尿酸血症」の本当の怖さとは？

●あなたの尿酸値はどの段階？

尿酸値は、メタボ健診の必須項目には入っていませんが、とても大切な検査項目です。尿の中に排泄されることから「尿酸」という名前がついていますが、尿検査ではなく、血糖値やコレステロールと同じく血液検査で調べます。

そして、尿酸値が基準値を超えていると、**血管障害が少し進み、「血管が傷み始める段階」になっている**と考えられます。

尿酸とは、腎臓から捨てられる老廃物の1つです。抗酸化物質でもあるので、必ずしも悪者ではなく、**ある程度の量は体に必要な物質**です。中には遺伝的に尿酸がつくれず、極端に尿酸値が低い「低尿酸血症」の人がいます。そういう人は活性酸素によって血管が傷み、動脈硬化が進みやすい可能性があります。

一方、尿酸は多過ぎても血管の内皮細胞に炎症を起こし、やはり血管障害を進めてしまいます。

高尿酸血症の診断には「**6、7、8のルール**」というのがあります。

尿酸は、少量なら体にプラスに働きますが、血液中の量が**6・0**mg／dLを超えるとマイナスに働き、**7・0**mg／dLを超えると「**高尿酸血症**」と診断されます。

ただ、7・0mg／dL超で8・0mg／dL未満の人は、生活習慣を見直すことで改善が見込めます。

そして、**8・0**mg／dL以上で、腎障害、高血圧、糖尿病などの合併症を伴う場合は薬物治療の対象になり、9・0mg／dL以上になると合併症の有無にかかわらず薬物治療の対象になります。

つまり、6・0mg／dL以下を維持することが予防のためには大事、7・0mg／dL超で高尿酸血症と診断され、8・0mg／dL以上で（合併症があれば）薬物治療を始める、というのが「6、7、8のルール」の基本的な考え方です。

●高尿酸血症で怖いのは痛風だけではない

尿酸というと、「**痛風**」を思い浮かべる人は多いですよね。痛風の発作が起こると「風が吹いても痛い」ほどの激痛で歩くこともできない、という話をよく聞きます。もちろん会社に行くどころではなく、救急車を呼ぶ人も少なくありません。

血液中に尿酸が多くなると、溶けきれなくなり結晶化します。特に、血液循環が悪く体温の低い手足の関節などにたまりやすく、この固まりを**尿酸塩結晶**といいます。この結晶が関節内ではがれ、それを白血球が処理する際に炎症が起きて腫れ上がるのが痛風の発作です。

痛風の発作が起きるということは、関節に尿酸塩結晶がたまるほど尿酸値が高いということ。尿酸塩結晶はイガグリのような形をしています。そこで私は、痛風の発作が起きるかどうかに関係なく、尿酸値が上がっているということは、「血管の壁をイガグリのトゲでガリガリひっかいているイメージ」と説明しています。

尿酸値が高いと必ず痛風の発作が起こるとは限りませんが、7・0㎎/dLを超えた高尿酸血症の人は関節に尿酸塩結晶が沈着している可能性が高く、**いつはがれて発作が起こってもおかしくない**状態です。

いったんできた尿酸塩結晶は、尿酸値が6・0mg／dL以下にならないと溶けません。そのため、最初の発作はかなり尿酸値が高くないと起きないものの、1回起きた人は6・0mg／dL台まで下がっても起こるといわれています。

さらに、痛風や高尿酸血症が長期間持続すると、腎臓に尿酸塩結晶が沈着して腎臓の働きが悪くなり、「**痛風腎**」と呼ばれる状態になることがあります。ひどくなると透析が必

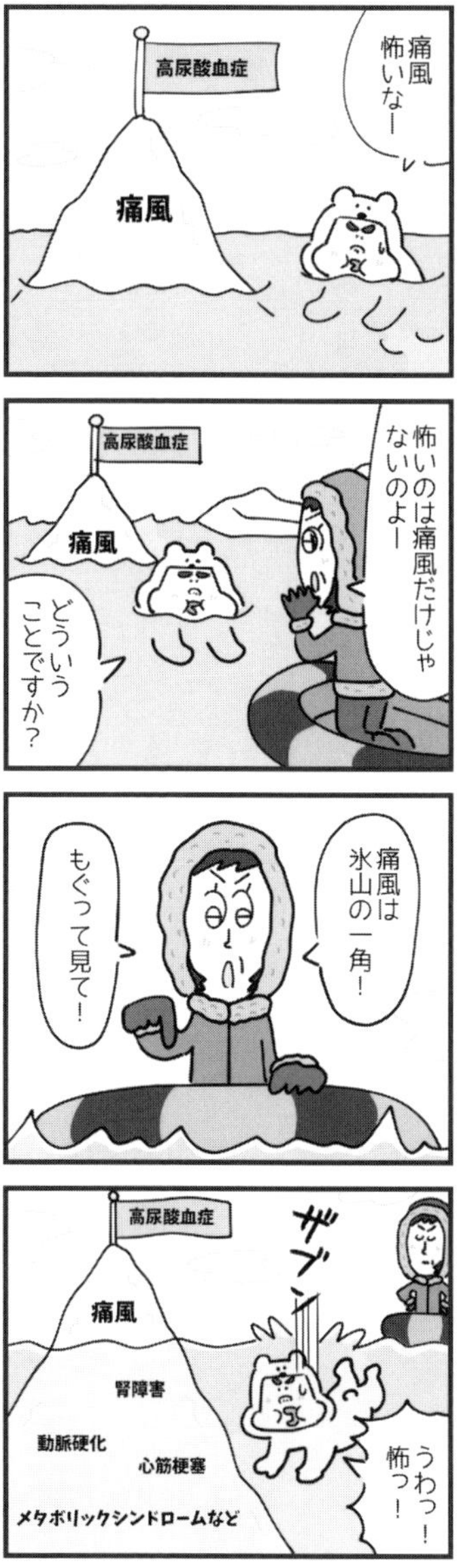
痛風怖いなー
高尿酸血症
痛風
怖いのは痛風だけじゃないのよー
高尿酸血症
痛風
どういうことですか？
痛風は氷山の一角！
もぐって見て！
ザブン
高尿酸血症
痛風
腎障害
動脈硬化
心筋梗塞
メタボリックシンドロームなど
うわっ！怖っ！

要になることもあります。

ただし、痛風は高尿酸血症の局所的な1つの病態に過ぎません。痛風発作よりももっと怖いことがあります。それは高尿酸血症になると血管の内皮細胞が炎症を起こし、**血管障害**が進むことです。

その結果、全身の血管に炎症が起きて動脈硬化が進んでしまいます。

高尿酸血症の**最も重要な危険因子はメタボ**です。内臓脂肪が蓄積していると、尿酸の前駆物質であるヒポキサンチンがキサンチンに代謝され、さらに尿酸へ変換される経路が活発になることが明らかになってきています。

さらに、メタボの状態にあって高インスリン血症の状態になると、腎臓の糸球体でいったん捨てたはずの尿酸の再吸収が進み、結果として尿酸の排泄量を減らしてしまうのです。

つまり、内臓脂肪が蓄積していると、尿酸の産生が活発になるのと同時に尿酸の排出量が減り、高尿酸血症になるわけです。さらに、**慢性腎臓病**の発症率も高くなります。

痛風発作の有無にかかわらず、とにかく尿酸値が6・0mg／dLを超えないように注意することが大切なのです。

筋トレ、飲酒…　尿酸を増やしかねない生活習慣とは？

尿酸は、細胞の核の中にある**核酸の主成分「プリン体」が分解されてできる老廃物**です。古くなった細胞を分解する新陳代謝の過程で、細胞の中に含まれるプリン体を材料にしてつくられます。

筋肉痛が起きるくらいの激しい筋トレをすると、筋肉の細胞が壊れます。すると細胞の老廃物である尿酸が増えます。もしかするとボディビルダーには高尿酸血症の人が多いかもしれません。女性は筋肉量が少ないので男性に比べて尿酸値が低く、そのため痛風患者の9割以上は男性です。現在の検査結果の基準値は男女とも同じになっていますが、女性で6・0mg／dLを超えていたら少し高めだといえます。

ご存じの通り、食品にもプリン体が含まれています。プリン体を含む食品を食べると、それを材料にして肝臓で尿酸が合成されます。つまり尿酸は、「細胞のリサイクル」と「食品由来」という2つの経路からつくられるのです。

プリン体の多い食品の例

プリン体が極めて多い食品（100g当たり・300mg以上）	
鶏レバー	312.2mg
まいわし（干物）	305.7mg
いさき白子	305.5mg
たら白子	559.8mg
あんこう肝 酒蒸し	399.2mg
太刀魚	385.4mg

プリン体が多い食品（100g当たり・200〜300mg程度）	
豚レバー	284.8mg
牛レバー	219.8mg
かつお	211.4mg
まいわし	210.4mg
大正えび	273.2mg
まあじ（干物）	245.8mg
さんま（干物）	208.8mg

「高尿酸血症・痛風の治療ガイドライン」第3版より

プリン体は、細胞がぎっしり詰まっている食品に多く含まれます（上の表）。レバーなどのモツ類、干物などですね。「高尿酸血症・痛風の治療ガイドライン」第3版では、**高尿酸血症の人はプリン体の1日の摂取量を400mg程度**に抑えるように推奨しています。

一般的に、血液中に尿酸は1200mgあり、これが過不足のない状態です。そこに、新たに肝臓で1日に700mgつくられ、不要になったものが尿から500mg、便から200mg、毎日排泄されて均衡が保たれています（次ページの図）。

しかし、メタボなどの理由で尿酸の産生が活発になったり、食事由来のプリン体を多く摂取したり、さらには、発汗が多く、水分摂取が少ないなどの理由で尿量が減り、尿からの排泄量が低下したりすると、血液中に余りが出てきます。これが高尿酸血症です。

尿酸の産出と排泄

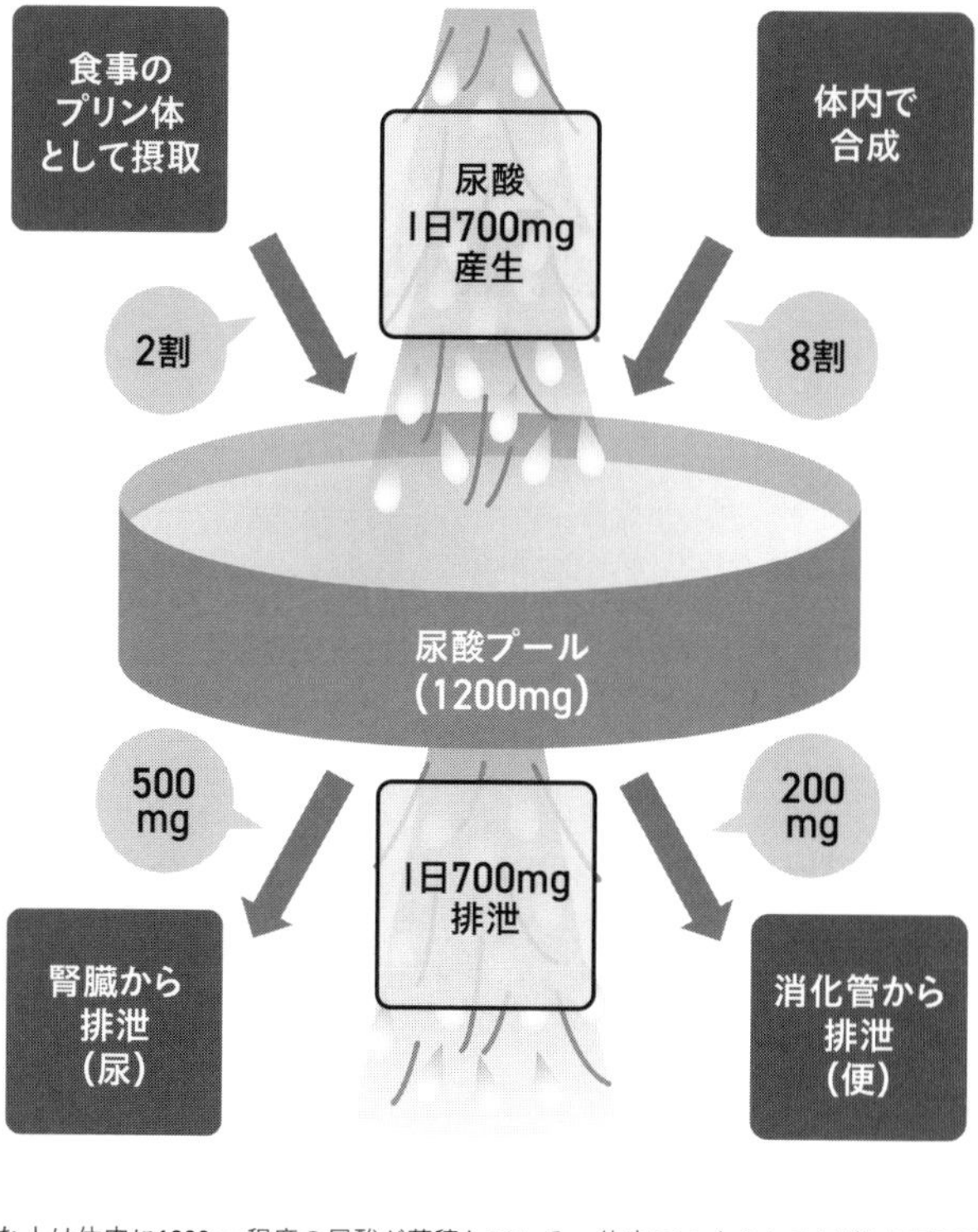

健康な人は体内に1200mg程度の尿酸が蓄積している。体内でつくられる尿酸は1日700mg程度、排泄される量も700mg程度で、バランスが取れている

尿酸の排泄量の低下といえば、水分の摂取が少なく、脱水状態になった場合も、尿酸が排泄されないので尿酸値が上がります。アルコールは脱水を進めるので排泄量の低下を起こして尿酸値が上がります。従って、サウナでたっぷり汗をかいてからビールを飲むなんて最悪です。一気に尿酸値が上がってしまうわけです。

●水分をしっかりとって尿酸を排出しよう

尿酸値を上げない方法ですが、一番は何といっても「水分摂取」。なぜなら、水分をとらないと尿量が減って、尿酸を捨てられないからです。尿酸値が高い人は、**1日に1・5～2Lの水を飲むことを心がけて**ください。

水分といっても、お酒やカフェインの入っているコーヒーは、利尿作用があるのでお勧めしません。ただの水を飲むか、麦茶、玄米茶などカフェインの入ってないお茶を飲みましょう。野菜は水分を多く含むので、野菜を食べることは水分摂取にも役立ちます。

お酒を飲みたいときは、必ず水を一緒に飲んでください。アルコールは、利尿作用で飲んだ量以上の水分が出てしまうのですが、水を一緒に飲めば脱水を予防できます。

また、お酒といえば、尿酸値を気にしてプリン体の多いビールを避けて、プリン体ゼロの焼酎やハイボールを飲むようにしている人が多いですよね。でも実は、ビールに含まれているプリン体は、量だけで見れば大したことはありません。それよりも**アルコールそのものに尿酸値を上げる作用があります。**アルコールが分解される過程で尿酸の合成が促進され、さらにアルコールの利尿作用で尿酸が排泄されにくくなるためです。プリン体ゼロのビールでも、たくさん飲めば確実に尿酸値は上がります。

尿酸値を気にするなら、飲むお酒の種類よりも、**アルコールの量や、干物やモツなどおつまみとして食べるものに含まれているプリン体の量を注意しましょう。**細胞をたくさん摂取すると、プリン体を摂取してしまうことになります。水分が抜けた状態である干物は、少量とるだけでも細胞を多くとることになるため、特に注意が必要です。

尿酸値を上げないためには、厚生労働省が「節度ある適度な飲酒」としている純アルコールで1日平均20g程度（ビール500mL、日本酒1合、ワイングラス2杯程度）を守ることが大切です。

●フルーツに含まれる果糖にも注意

アルコールと同様、とり過ぎを避けたいのは**フルクトース（果糖）**です。果糖はもともとフルーツに含まれている糖分で、これにブドウ糖が結合すると砂糖（ショ糖）になります。清涼飲料水に含まれている果糖ブドウ糖液糖は、果糖とブドウ糖の混合液です。果糖は、尿酸の前駆物質を尿酸に変える代謝を促進するため、多くとると尿酸が増えてしまうのです。果汁１００％のジュースやスイーツにもたくさん入っているので気を付けましょう。

フルーツはヘルシーなイメージがありますが、最近のものは甘みが強く、果糖が多くなっています。厚生労働省では、１日２００g程度のフルーツを推奨しています。リンゴなら1個、ミカンなら2個、バナナなら1本です。基本的には、１日80 kcal以内にとどめるのが目安です。

また、メタボを防ぎ、内臓脂肪を減らすことでも、尿酸を減らすことにつながります。そのためには食事に注意するとともに、運動も欠かせません。内臓脂肪を減らすのはウォーキングや水泳などの**有酸素運動**。激しい筋トレをすると尿酸値が上がるので、その意味でも負荷の少ない有酸素運動がお勧めです。

【尿酸のポイント】

・尿酸というと「痛風」を思い浮かべる人が多いが、高尿酸血症で怖いのは痛風だけではない

・高尿酸血症になると血管の内皮細胞が炎症を起こし、血管障害が進む。内臓脂肪がたまっていると高尿酸血症になりやすい

・高尿酸血症の人はプリン体の1日の摂取量を400mg程度に抑えよう

・メタボの予防・改善、果糖のとり過ぎ防止、水分摂取も重要

7 腎臓

クレアチニン、尿たんぱく、eGFRで絶対に見るべきなのは？

●あなたの腎機能はどの段階？

尿たんぱく、クレアチニン、eGFR（イージーエフアール）といった腎機能を示す数値が基準値を超えている場合は、血管障害が一段と進んでいる可能性が考えられます。

メタボや、高血圧、脂質異常症などの生活習慣病によって動脈硬化が進行すると、腎臓の機能が低下していきます。おしっこをつくる腎臓は、動脈硬化と一見関係なさそうに思えるかもしれませんが、実は**腎臓は「血管の塊」**とも呼べるほど、血管が集まっている臓器なのです。

「**糸球体**」と呼ばれる毛糸玉のような0・1～0・2㎜の毛細血管の玉が、片方の腎臓におよそ100万個ずつ入っています（42ページのカラーの図を参照）。そこに血液を流して、体に必要なものと必要でないものをより分けます。不要なものはいったん血液からこし出され、それが尿の元になります。

動脈硬化が進んで血管が傷んでいくと、糸球体にも影響が出てきます。糸球体はとてもデリケートな血管の塊で、一度壊れると再生しません。糸球体は老廃物などをこし出す仕事をし、普段からほかの血管よりも強い圧力に耐えています。耐えられる以上の圧力がかかる状態が継続すると、糸球体の血管は傷んで壊れてしまうのです。

糸球体に血液を送る**輸入細動脈**や、複数の糸球体を通った後の血液が集まる**輸出細動脈**が動脈硬化になると、糸球体に流れ込む血液の圧力調整がうまくいかず、糸球体がより傷むことになります。

また、高血糖状態があると糸球体の血管を束ねている部分が肥大化し、結果として糸球体の血管を押しつぶして死滅させてしまいます。健康な状態でも年齢とともに腎機能は低下してきますが、このように高血圧や高血糖、さらには高ＬＤＬコレステロールがあるとそのスピードは速まってしまうのです。

腎機能で主に注目すべきは、尿検査でわかる**尿たんぱく**、血液検査でわかる**クレアチニ**

腎機能の検査値の基準値

	尿たんぱく	eGFR	クレアチニン	
			男	女
基準範囲	(－)	60以上	1.00以下	0.70以下
保健指導判定値	(±)	45〜59	1.00〜1.29	0.71〜0.99
受診勧奨値	(＋)以上	45未満	1.30以上	1.00以上

eGFRの単位はmL/分/1.73m²　クレアチニンの単位はmg/dL

ン、eGFRなどがあります。

クレアチニンの数値が高いということは、捨てるべきゴミが血液中にたくさん残っているということで、腎臓のろ過機能が低下していることを意味します。eGFRとは、「推算糸球体ろ過量」のことで、1分間にどれくらい尿をこし出す力があるかの指標です。また、「尿たんぱく」は尿中にたんぱくが混じっていることを示し、これが「＋」になると、腎臓が傷んでいる可能性が大きいと考えられます。

eGFRについては、健康診断の結果表に載っていない場合もあるかもしれません。ただ、自分のクレアチニンの値さえわかれば、日本腎臓学会の公式サイト（https://jsn.or.jp/general/check/）などで簡単に調べることができます。年齢、性別、クレアチニン値を入力すると、eGFRの値を自動的に計算してくれるのです。

このｅＧＦＲが60を切ると要注意とされ、15未満になると「高度低下〜末期腎不全」に区分されます。ただし、腎臓の糸球体はたえず血液をこし出す仕事をしているため、年齢とともに傷むのは当たり前なので、同じｅＧＦＲが60を切る場合でも、高齢世代と若い世代では重症度の解釈が少し異なります。早くから60を切らないよう注意しておくことが重要です。

今のところ、腎機能を根本的に改善する薬はありません。したがって、腎機能が一定以上低下すると、腎移植をするか人工透析をするしかありません。

透析はとても大切な治療法ですが、いったん透析を受けるようになると、週に２〜３回、１回に数時間の透析治療が必要になります。長期の海外旅行はもちろん、国内旅行に行く場合も、旅先で透析治療を受けることができる医療機関を事前に確保しておく必要があるなど、ＱＯＬ（生活の質）が大きく下がってしまうことは否めません。

できればそうならないよう、早くから腎機能の数値に目を光らせ、生活習慣を見直していくことが大切です。

●腎機能の低下を表す尿たんぱくとクレアチニン

クレアチニンは、筋肉に含まれるクレアチンというアミノ酸が代謝された後にできる老廃物です。体に必要ないゴミなので、腎臓でろ過されて尿の中に排泄されます。つまり、血液中のクレアチニンの濃度が高いということは、腎臓のろ過機能が低下していることを意味します。

クレアチニンは筋肉でつくられる物質のため、その数値は筋肉量や年齢、性別で変わってきます。アスリートや若い人、男性など筋肉量が多い人はクレアチニン値が高く出るのに対し、高齢者や女性は、腎機能が落ちていてもクレアチニン値が低めに出る傾向があります。

全国健康保険協会のホームページに掲載されている基準値は、**男性が1・10mg／dL以下、女性が0・80mg／dL以下**となっています（検査機関によって多少異なります）。

尿たんぱくは尿中にたんぱくが混じっていることを示します。たんぱく質は全身の細胞をつくる材料になる、体に必要な栄養素なので、尿の中に捨てないよう、腎臓で二重にバリアされる仕組みになっています。その必要なものが尿に混じっているということは、腎臓（糸球体）が傷んでたんぱくが漏れ出していることを意味します。

そして、1分間にこし出せる尿の量（糸球体ろ過量）を示すのが**eGFR**です。わかりやすくいうと、腎臓のすべての糸球体が健康である場合、100％仕事をしているので、eGFRは「100」になります。eGFRが70だと、糸球体が傷んできて本来の70％程度、eGFRが50なら50％程度の仕事しかしていないということです。

eGFRが30を切ると腎機能の「高度低下」、15未満になると「高度低下～末期腎不全」に区分されます。eGFRが15だと、およそ15％程度の糸球体しか仕事をしていないことになり、そんな状態だとクレアチニンなどのゴミを血液の中から素早く捨てるなどということは難しくなります。これが進むと尿毒症に至る可能性があるため、人工透析が検討されるわけです。また、たんぱく質やカリウムなどが自力でうまく調整できないので、厳しい食事制限も必要になります。

そして、「eGFRが60未満」の状態、あるいは「尿たんぱく」が出る状態が3カ月を超えて持続すると「**慢性腎臓病（CKD）**」と診断されます。これは、腎臓の機能が徐々に落ちていく病気の総称です。高血圧や脂質異常症と同じく、これといった自覚症状はありませんが、患者数は日本で1480万人と推定され、糖尿病よりも多くなっています。

なお、eGFRは100を超える場合もあります。糖尿病では、余分にろ過の仕事をさせてしまう「過ろ過」という状態になることがあり、その場合はeGFRが100を超えることもあるのです。過ろ過が長期間続くと、糸球体がいわば過労で傷み、その後一気に腎機能が低下します。これが、糖尿病腎症です。

●eGFRの結果は「去年と今年の差」に注目を

eGFRを見るときに大切なのは、「**去年と今年の差**」です。年ごとに多少の上下はあるものの、eGFRは平均すると**加齢によって年に1～2くらい下がります**。その範囲での低下であれば、大きな問題はないと考えられます。現在のeGFRの値から、寿命が尽きるまでに下がる分を引いて、15を下回らなければいいわけです。

ところが、**1年で3とか5も下がっていたら、高血圧や高血糖など、糸球体を傷つける原因がある**と考えられます。

仮に1年でeGFRが3ずつ下がると、10年で30下がる計算になります。55歳で60だった場合、10年で30下がったら65歳で30に、そして70代になったら15を切ってしまいます。

しかもeGFRはいったん下がり始めると、もっと大幅に下がっていくようになります。

●腎機能を低下させないためには？

日本腎臓学会が示すeGFR値による重症度の区分は、60を下回る（59〜45）と「軽度〜中等度低下」で、45を下回る（44〜30）と「中等度〜高度低下」になります。

しかし、残念ながら、**ほとんどの人は生涯にわたってeGFRの60以上にとどまることはできません**。食生活や身体活動を通じて、全身の細胞では老廃物が毎日生じますし、私たちは薬やサプリメントを摂取することもあります。それらを毎日処理してくれているのが糸球体なので、年齢を追うごとに低下するのが自然なのです。

つまりeGFRの低下は、老化現象の1つと考えると理解しやすいかもしれません。「老眼」と同様、eGFRも落ちていくものなのです。

大切なことは、eGFRの**低下速度を遅くすること**です。そのためにできることは何でしょうか。

●塩分とたんぱく質のとり過ぎに注意

腎臓はいわば「血管の塊」だとお話ししました。血管に一番ダメージを与えるのは「血圧」です。もともと腎臓の糸球体は、血液をろ過するために全身のほかの毛細血管よりも血圧が高く設定されています。したがって、**少し血圧が上がるだけでも糸球体にとっては大きなダメージにつながり、傷みやすい**わけです。

高血圧があると、糸球体内圧がより上がります。また、長期間にわたる高血圧の結果、腎動脈など、糸球体の手前の血管が硬くなっている人は、糸球体に一気に血液を流し込んでしまい、糸球体の血圧が上がります。実際、健康診断の結果を見てみると、1年でeGFRが3以上も下がっている人は、血圧が高いことが多いのです。

eGFRの低下速度を遅くするためには、**高血圧があれば放置しないこと**。血圧を下げる薬を処方されている人は、腎臓を守るためにもきちんと薬を飲むことが大切です。

食事では何といっても「**減塩**」が重要になります。「高血圧治療ガイドライン2019」では、高血圧の人は食塩の摂取量を1日6g未満にするように推奨されています。「日本人の食事摂取基準2020年版」では、高血圧ではない成人男性は7・5g、成人女性は6・5gまで食塩をとってもいいとされていますが、私は**健康な人でも食塩を1日6g未満に抑える**ことをお勧めします。

同じ食材を食べるのでも、料理法によって含まれる塩分は大きく変わってきます。中でも干物と煮物は要注意です。例えば、おでんの大根。中まで味が染みているものがおいしそうに見えますが、それは塩分がしっかり染み込んでいる証拠です。色だけでは一概に判断できないこともありますが、基本的にあまり黒くなっていないものを食べるようにするだけでも減塩につながります。

最近では、料理に塩や醤油をたくさん使わない人も増えましたが、一方で「だし風味調味料」がよく使われています。これも意外と塩分が多く含まれているので、使い過ぎに気を付けてください。

もう1つ注意してほしいのは「**たんぱく質のとり過ぎ**」です。ご飯など主食でとる炭水化物は、最終的に水と二酸化炭素に分解される、老廃物が出ないクリーンなエネルギー源で、腎臓に負担をかけることはありません。しかし、たんぱく質は細胞で使われた後、必ず老廃物が生じ、腎臓で処理しなければなりません。とり過ぎるとそれだけ腎臓の仕事が増えるのです。

高齢者はフレイルで筋肉が減らないように十分なたんぱく質をとることを推奨されていますが、あくまで必要な分をとればいいのであって、とればとるほどいいわけではありません。「日本人の食事摂取基準」によると、成人の1日のたんぱく質の推奨量は、男性が65g（65歳以上は60g）、女性が50gであり、基本的に体重1kg当たり1〜1・2gとれば大丈夫。60kgの人なら60〜72gが目安になります。

1日に卵1個、牛乳200mL、豆・豆製品（豆腐なら110g）、肉類・魚類それぞれ50〜100gを欠かさずにとることで、必要量は摂取できます。それより少ないのはいけませんが、とればとるほどいいというものでもありません。たんぱく質をたくさんとろうと思って毎日プロテインをやみくもに飲む習慣があると、腎機能を下げる原因になりかねません。

●太ると血液量が増えて腎臓の負担に

体の中の水分不足、つまり「**脱水**」も腎機能が下がる大きな原因になります。腎臓は血液をろ過する臓器ですが、ろ過をするためには一定量以上の水分が必要です。川だって、水量が少ないと土砂が流れず、よどんでいってしまいますよね。

水分の摂取不足や、サウナの利用、飲酒による利尿作用などで脱水状態になると、糸球体の血流量が減少し、ろ過するのに負担がかかり、あるいはうまくろ過できなくなります。そのような状態が日常的に続くとeGFRが下がります。

汗をよくかく夏場の脱水はもちろんですが、暖房中で乾燥した部屋にいることの多い冬場も、脱水には要注意です。慢性心不全などの心臓病、夜間頻尿など特別な病気がなければ、**1日2Lは水を飲んだほうがいい**でしょう。

一方、全身を循環する血液量が増え過ぎることでも腎臓の負担は高くなります。そのため、**肥満**も良くありません。体重の13分の1が血液量といわれるので、体重が多い人ほど循環血液量が多いと考えられます。何より、肥満になって内臓脂肪が蓄積すると、内臓脂肪から分泌される悪玉の生理活性物質（アディポサイトカイン）の影響で、血液中にナトリウムが貯留しやすくなり、結果として循環血液量が増加します。

また、食べる量が多い人は、結果として摂取する塩分量も増えます。血中のナトリウム濃度を一定にするために血液量が増え、それにより血圧も上昇し、腎臓でのろ過量も増えます。

内臓脂肪が増えると、血圧だけではなく血糖値も高くなります。メタボは動脈硬化を進める原因にもなります。また、高ＬＤＬコレステロールも同様で、いずれもｅＧＦＲを下げる要因になります。

中でも**糖尿病は要注意**。糖尿病の三大合併症の１つに「糖尿病腎症」がありますが、日本透析医学会の調査によると、人工透析に至る原因で最も多いのが糖尿病腎症です。

このように腎機能を守るためには、血管を傷つけない生活、つまり血圧や血糖、ＬＤＬコレステロールを上げない生活をすることが大切です。

●筋トレのやり過ぎはＮＧ

腎機能の低下が気になる人には、ジョギングや水泳など、比較的軽い負荷で酸素を取り込みながら長時間行う**有酸素運動**がお勧めです。体脂肪を燃やす有酸素運動はダイエットに有効なことが知られていますよね。特におなかの周りについた内臓脂肪は、有酸素運動によって減りやすいことがわかっています。

運動の効用は内臓脂肪を減らすだけではありません。血糖値を下げるインスリンの効きを良くし、血圧を下げ、善玉のHDLコレステロールを増やします。つまり、血管と腎機能を守るためにも役に立つのです。

有酸素運動のほかに、筋肉量を維持するには筋トレが重要です。筋トレによって筋肉量が増えると基礎代謝が上がり、太りにくい体質にしてくれます。

ただし、たんぱく質のとり過ぎと同じく、筋トレもやり過ぎは腎臓の負担になる可能性があるので気を付けてください。

筋トレでは、筋肉に一定以上の負荷をかけるので、筋線維がいったん損傷します。それを新たな筋肉細胞によって再生させることで、筋線維が増強するのですが、この過程で老廃物であるクレアチニンが増えるのです。

中には筋トレをいくらやっても腎機能に変化がないという人もいるかもしれません。しかし、若い世代ではろ過が追いついていたとしても、年齢を重ねるとそうはいきません。筋トレは腎臓で処理する老廃物を増やすことをぜひ覚えておいてください。

最近は筋トレとあわせてプロテインを摂取することがブームになっているようですが、そんな今だからこそ、腎臓のことも少し気にとめておいてほしいと思います。

【腎臓のポイント】

・腎機能の項目が基準値を超えると、血管障害がある程度進んだ状態にあると考えられる

・eGFRはクレアチニン値から算出できる。「去年と今年の差」に注目し、1年で3〜5も下がっていたら要注意

・高血圧は腎機能低下の最大の危険因子。食塩は1日6g未満を目指そう

・たんぱく質をとり過ぎると老廃物が増えて腎臓に負担がかかる。体重1kg当たり1〜1.2gとれば十分

・脱水、肥満、糖尿病も、腎機能低下につながる

第3章

こんなとき
どうすればいい？
よくある
ケース別対策

ケース1

「ちょい高め」が重なる典型的メタボリバウンドで血糖・血圧が悪化

53歳男性のAさんは、2年前の特定健診の結果でも明らかにメタボでした。次の年の健診の前に、一念発起して糖質制限ダイエットを行いました。

ダイエット開始前の体重は85kgで腹囲は88cm。血圧と血糖は、高血圧や糖尿病とは診断されるレベルではないものの、かなり高め。さらに、中性脂肪、LDLコレステロール、肝機能の指標であるALT、γ-GTPのいずれも基準値を超え、脂肪肝が疑われる状態で、完全にメタボに該当していました。

食事では糖質を減らし、生活改善に励んだかいがあって、わずか1〜2カ月で減量に成功し、次の健診では体重が4kg減に。腹囲はまだ85cmありましたが、体重が減ったおかげで肝機能の数値やHbA1cは下がりました。

Aさんの健康診断の結果

最初は「ちょい高め」が重なっていた状態（51歳） / 短期間で減量（52歳） / リバウンド（53歳）

	51歳	52歳	53歳
体重(kg)	85	81	86
腹囲(cm)	88	85	97
上の血圧(mmHg)	137	133	142
下の血圧(mmHg)	88	86	91
空腹時血糖(mg/dL)	120	115	126
HbA1c(%)	6.1	5.6	6.7
中性脂肪(mg/dL)	304	227	395
LDLコレステロール(mg/dL)	160	138	165
ALT(U/L)	43	17	33
γ-GTP(U/L)	152	113	158

■高め ■基準値超え

ところが、そこからリバウンド。体重が86kgに増加、つまりダイエット前よりも1kg増えました。

腹囲は97cmまで増加し、血圧も上がって「高血圧」と診断されるレベルになりました。ALT、γ-GTP、中性脂肪も再び上がりました。

Aさん自身もショックを受けたのは血糖値です。空腹時血糖値が126mg/dL、HbA1cが6.7%で、立派な「糖尿病」になってしまったのです。

さらに、心電図にまで「異常が出ている」と指摘されました。

●「ちょい高め」が積み重なった典型的なメタボ

最初の健診時のデータを見ると、Ａさんは典型的なメタボといえます。まず、腹囲がメタボ基準値である85㎝以上で内臓脂肪の蓄積があります。それ以外は、中性脂肪を除けば極端に悪い数字はありませんが、血圧も血糖値もＬＤＬコレステロールも、それぞれ正常値よりもちょっとずつ高くなっています。

このように、腹囲が基準値を超えているのに加え、ほかの検査結果の「**1つ1つは大したことがなくても、わずかに高い値が積み重なっている**」のが典型的なメタボです。

肝機能の指標であるＡＬＴとγ－ＧＴＰの数字が高く、**脂肪肝**だと思われます。内臓脂肪も脂肪肝も、ため込んでいるのは中性脂肪です。つまり、内臓脂肪が中性脂肪の第1倉庫であり、肝臓が第2倉庫なので、余った中性脂肪は最初に内臓脂肪に蓄積し、そこがいっぱいになると、あふれた中性脂肪が肝臓にたくわえられて脂肪肝になるのです。

また、通常は、血中に増えた余分な糖は、脂肪や筋肉、肝臓といった「糖の備蓄倉庫」にため込んで血糖をコントロールするのですが、そのためには倉庫の鍵であるインスリンの働きが重要です。内臓脂肪が増えると、このインスリンの働きも悪くなるので、血糖値やHbA1cも上昇します。

ダイエットなどで内臓脂肪を減らすと、ダイエット前よりはインスリンの働きが改善するので、HbA1cが下がります。さらに、やせて内臓脂肪の倉庫にスペースができると、肝臓に中性脂肪を回さずとも内臓脂肪にたくわえられるので、脂肪肝も改善します。それが最初の健診から1年後の、減量がうまくいっているときの状態ですね。

けれども、まだ腹囲が85㎝以上あって内臓脂肪が蓄積し過ぎた状態です。そのため、血圧はそれほど改善しませんでした。この状態では、脂肪細胞からアンジオテンシノーゲンという血圧を上げる作用のある生理活性物質が出るからです。

このように、体重を落としても**内臓脂肪が蓄積されたままの状態では、血管障害を起こす危険因子は「全部は良くならない」**わけです。

●リバウンドによって数値が悪化する理由は？

Aさんは、減量できて安心してしまったのでしょう。その後、リバウンドしてしまいます。5kg太って、腹囲も97㎝に増えました。スタート時点に比べれば4kgやせて5kg太ったので、体重はトータルで1kgしか増えていません。ところが、おなか周りは大幅に増えました。つまり、内臓脂肪が増えたということです。これが悪さをしていることは明白です。

リバウンド後の健診結果では、血圧は、いよいよ高血圧と診断できる値にまで上昇し、ALTやγ－GTPの数値も悪化して、肝臓への脂肪の蓄積量が増えたと推測できます。中性脂肪も400mg／dL近くまで上がりました。

特に、糖代謝は悪化して、空腹時血糖値やHbA1cは「糖尿病」と診断できる値まで上昇しています。つまり、体重は2年前とそれほど変わっていなくても、**血糖値や血圧の数値が明らかに悪くなってしまった**わけです。

このケースからみなさんにぜひ知っていただきたいのは、**短期間で体重を落とすと、リバウンドが起こりやすく、そのツケも大きい**ということです。

なぜリバウンドが起こりやすいのでしょうか。食事をとると、脂肪細胞からレプチンというホルモンが分泌され、脳の視床下部にある満腹中枢を刺激して「満腹」のサインが出されます。しかし、短期間でやせた場合は、体がそれにすぐに適応できず、以前のように

短期間で減量するとリバウンドしやすい理由

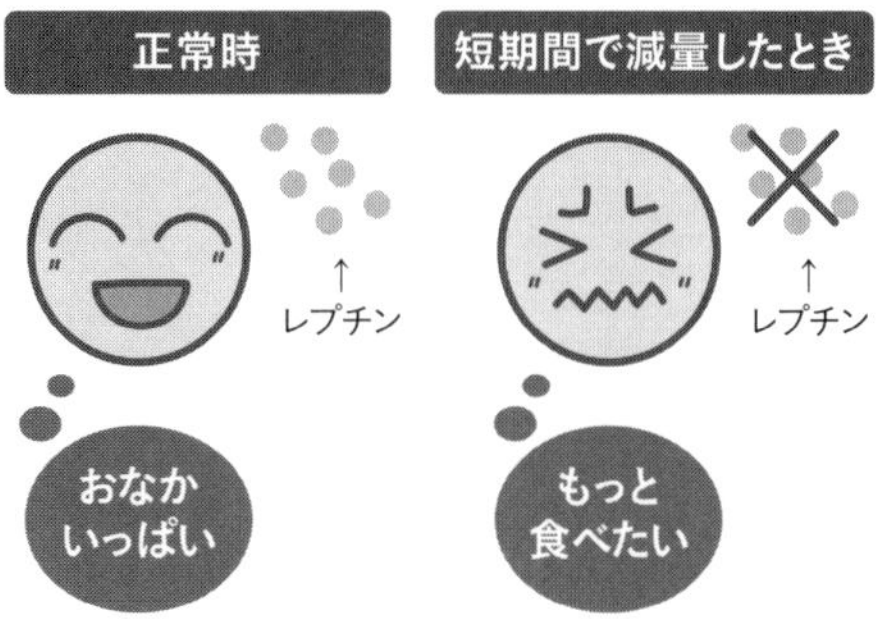

通常は、食事をとるとレプチンが分泌されることで満腹感を得られるが、食事の量を急激に減らすとレプチンがなかなか分泌されないため、「もっと食べたい」という飢餓感が強まる

たくさん食べないとレプチンが分泌されません。だから、食事の量を急激に減らすと「もっと食べなさい」と脳が命令するので、飢餓感があり、とてもつらく、ストレスになるのです。

短期間で体重を減らすとリバウンドしやすいのには、こうした理由があります。

また、リバウンドしてさまざまな数値が以前よりも悪くなる理由の1つに、**体の中身が変わる**ことがあります。

体重が多いと筋肉にも負荷がかかるので、太った人はそれなりに筋肉もついています。ところが食事の量を一気に減らすと、筋肉を分解してエネルギー源にするため、筋肉量が減ってしまいます。

つまり、太った人がダイエットで急激に体重を落とした後にリバウンドして体重が戻ると、**体の組成**

は以前と同じではなく、筋肉が減って脂肪が増えているわけです。ですから、体脂肪率を測定すると増えているでしょう。これが糖代謝や脂質代謝を悪化させる原因になるのです。

内臓脂肪がたまると、インスリンの効きが悪くなってきます。きちんと分泌しているのにインスリンが働かないために、よりたくさんのインスリンが必要になり、膵臓から追加で分泌されます。いわゆる、**高インスリン血症**の状態です。

この状態では、ナトリウムを血液中にためやすく、血圧が上昇します。たくさんのインスリンが働き出すと、血中の糖分を中性脂肪に変えて内臓脂肪にどんどんため込み、さらに腹囲が増大します。

しかし、内臓脂肪の倉庫がいっぱいだと血液中に糖が余り、これが余ったＬＤＬコレステロールにくっつき、動脈硬化を起こしやすい糖化ＬＤＬになってしまいます。

リバウンドしたＡさんの心電図に、心臓の筋肉に栄養を運ぶ血管である冠動脈の流れが悪いという異常まで出たのは、これらの変化の結果だと考えられます。

上の血圧１４２㎜Hgは、高血圧といっても、医療機関を受診してもすぐに薬を処方されるわけではない段階です。また、血糖値も同様です。つまり、１つ１つは顕著な異常ではないのに、**血管障害を起こす危険因子がいくつも複合することで心電図異常まで出てくる**ということです。これがメタボの恐ろしさなのです。

メタボの人は内臓脂肪からは**PAI-1**という生理活性物質も出ます。これは血液を固まりやすくさせる物質で、これにより血栓ができやすくなります。

動脈硬化が進むと、血管の内側に大きく膨らんだ内皮細胞が傷ついて出血することがあります。その場合に、血管壁からの出血を止めるようにとPAI-1は働くわけですが、この血栓がむしろ「あだ」となって、血管内を塞いでしまうのが心筋梗塞や脳梗塞なのです。

今は何の自覚症状もないかもしれませんが、このまま放っておくと、Aさんは**5年以内に脳梗塞や心筋梗塞を起こして倒れる**可能性も否定できません。

●1カ月に1kgのペースでゆっくり落とす

体のサインのうち、私たちが日常的に目にするのは体重です。体を改善するときは、体重を目安にしがちです。しかし、太っていることが良くないのではなく、内臓脂肪の蓄積によって血管を変化させてしまう状態にあることがまずいのです。

それぞれの項目が少しずつ悪いＡさんのような方は、**内臓脂肪さえ減らせば、あらゆる数値が改善するはず**です。そのため、体重が増え出した頃に習慣化した食生活や身体活動などを振り返っていただくことが何より重要です。体重を増やす原因になった生活習慣は１人１人異なるため、それを改善するために最も適したアドバイスができるのは自分自身なのです。

内臓脂肪を減らすためには、食事からの摂取エネルギーが身体活動による消費エネルギーを上回らないようにするのが基本です。身体活動量を増やせば、食事量を減らす必要はありません。短期間の食事制限でやせると、体は元に戻ろうとするので食欲も強くなり、それがダイエットのストレスにもなります。

短期間でやせるほどストレスが強くなるので、リバウンドしやすくもなり、短期間の減量は「百害あって一利なし」です。

ダイエットはとにかく焦らないこと。**「６カ月で体重の３％減」というのが日本肥満学会の減量目標基準**です（私は日本肥満学会の理事を務めています）。３％というと、80kgの人で２・４kgですから、かなりゆっくりと減量するのが良いということがわかっていただけるでしょう。

とはいえ、目に見えて効果が出ないとモチベーションは上がりませんよね。モチベーションを上げたい場合は、1カ月に1kgずつ、3カ月で3kgくらいのペースで減量してもいいでしょう。

まずは、**毎日体重を計る**こと。特に、**寝る前と、起床時（排泄後）**の体重を計って、ぜひ**日記**をつけてください。夜と朝との体重差が大きくなってきた場合は、代謝が上がってきて、寝ている間に消費している証拠です。昨夜よりも起床時の体重が減っていると、これを維持したいという気持ちになるので、この方法はオススメです。

また、減量には、糖質や脂質の摂取量を見直すなど、食事の内容を変えるのが手っ取り早いのですが、それに1日プラス2000歩など、運動を加えるといいのではないかと思います。

食事についてはあまり無理なことはせず、「何気なくやっていた習慣をちょっと変える」のが長続きのコツです。例えば、パンにバターとジャムを塗っていたのを、チーズとハムに替えるのでもいいですし、糖分を含んだペットボトルのコーヒーやエナジードリンクを、お茶や水に替えたり、お風呂上がりのビールを炭酸水に替えたりするのでもいいでしょう。おなかが空いているときに買い物に行くと余計なものを買ってしまうので、欲しいものがないのに何となくコンビニやスーパーに入らない、と決めておくのも有効です。

そして、いくらか体重が減っても、内臓脂肪がたまっている状態のままだと、水面下で血管障害が進んでしまう可能性があるので、油断は禁物です。少なくとも、腹囲がメタボの基準である85㎝未満（女性の場合は90㎝未満）になるまでは気を緩めないようにしましょう。

私たちはアスリートではないので、アスリートのような「試合日までの集中的な減量」という考え方ではなく、自分が継続できる減量の方法を見つけ出すことが大切です。

【このケースからわかること】

・「ちょい高め」が重なることで命を脅かす可能性もあるのが「メタボ」の怖さ
・減量しても内臓脂肪が多いままだと、血管障害を起こす危険因子は全部は良くならない
・短期間で減量するとリバウンドしやすく、数値が以前よりも悪くなりがち

ケース2

内臓脂肪が多くて高血圧　まず行うべきは減量か、減塩か

Bさんは、少しおなかが出ていたものの、40代半ばまであまり問題がない状態でした。44歳のときは体重74kgでBMIは23。おなか回りは86cmとメタボの基準となる85cmをわずかに超えていましたが、ほぼ標準的な体重で肥満はありませんでした。この頃は、血圧も、血糖値を示すHbA1cも、肝機能の指標であるASTやALT、γ-GTPも、基準値内に収まっていました。

ところが、次第におなか回りが太くなり、それとともに血圧が上がっていきました。46歳のときは、体重は増えていないのに腹囲は91cmに増えていました。体重が変わらないのにおなか回りが5cmも大きくなったということは、それだけ内臓脂肪が増えて筋肉が減ったということです。

Bさんの健康診断の結果

腹囲の増大とともに
さまざまな数値が悪化

	44歳	46歳	47歳	48歳
体重(kg)	74	74	74	74
腹囲(cm)	86	91	92	92
上の血圧(mmHg)	117	132	137	148
下の血圧(mmHg)	76	86	89	88
HbA1c(%)	5.5	5.7	5.9	5.9
AST(U/L)	21	29	34	35
ALT(U/L)	24	33	37	40
γ-GTP(U/L)	46	58	55	64

高め　基準値超え

このとき血圧は上が132mmHgで下が86mmHgと「高値血圧」になっていました。そして、HbA1cやALT、γ-GTPは、いずれも基準値を超えてきました。

47歳のときは、体重とおなか回りは前年と大きく変わらなかったものの、血圧、HbA1c、AST、ALT、γ-GTPの数値が少しずつ悪くなっていました。

そして48歳のときも体重は74kg、腹囲92cmと前年とほぼ同じでした。

ところが血圧は上が148mmHgで、下が88mmHgと「高血圧」と診断されるレベルに上がっていました。HbA1cは前回と同じでしたが、肝機能の数値も少しずつ上がりました。

●「高血圧」には3つのタイプがある

44歳のときまでは血圧やＨｂＡ１ｃ、肝機能の数値に何の問題もなかったＢさん。しかし、46歳のときに腹囲が90㎝を超え、内臓脂肪が増えると、血圧やＨｂＡ１ｃが上がり始め、脂肪肝も悪化していきました。つまり、**内臓脂肪の蓄積が、血圧などの数値悪化の原因となったことは明らか**といえるでしょう。

一般的に、内臓脂肪を減らすには「減量」が必要で、高血圧を改善するには「減塩」が必要といわれます。Ｂさんのような、内臓脂肪が多くて高血圧の人の場合、なかなか両方を徹底できないことが多いのが現実ではないかと思います。

では、そのような場合、「減量」と「減塩」のどちらを優先して行うのがいいと思いますか？

実は、血圧が高い場合は「塩分を減らす」のが必須なのですが、それだけで必ず血圧が下がるとは限りません。第2章の72ページでも述べた通り、血圧が上がる原因は大きく3つあり、その原因によっては、減塩だけでは効果が得られにくいのです。ですから、まずは自分がどのタイプの高血圧かを見極めることが大切です。

減塩で降圧の効果が上がりやすいのは、75ページでも解説しているように、**「循環血液量が増えるタイプ」の場合**です。血管というホースの太さや長さは変わらないのに、流れる血液の量が多くなるとホースにかかる圧力が高くなります。

そして血液の量が増える原因には「塩分のとり過ぎ」、そしてBさんのような「内臓脂肪の蓄積」があります。

体は常に血液のナトリウム濃度を一定に保とうとしています。塩分をとり過ぎると、ナトリウム濃度を下げるためにほかの細胞から水分を引っ張ってきて血液の量を増やします。食塩を2gとると、血中のナトリウム濃度を元に戻すために約2Lの水分が必要になるといわれます。つまり、余分なナトリウムが排泄されるまでの間、血液量が増えるわけです。

このように、血液の量が増えると心臓から強い圧力で血液を押し出さなければならなくなり、血圧が上がります。逆に摂取する塩分を減らせば、不要な水分は腎臓から排泄され、循環血液量が減って血圧が下がるわけです。

●内臓脂肪が増えるとなぜ血圧は上がる？

一方、内臓脂肪が増えると血圧が上がる背景の1つには**「インスリン抵抗性」**があります。

太って大きくなった内臓脂肪は悪玉の生理活性物質を出します。そのうちの1つである**TNF-α**は、血糖値を下げるインスリンの効き目を弱くする作用があります。これを「インスリン抵抗性が強くなる」といいます。

インスリンが効きにくくなると、血糖値を下げるためにさらにインスリンが追加で分泌され、**高インスリン血症**になります。

すると、腎臓では、糸球体でいったん排出されたナトリウム（塩分）を尿細管で再吸収するというメカニズムが働きます。そうなると、塩分をとり過ぎたときと同様、血中のナトリウム濃度が上がるので、それを薄めるために血液量が多くなり、血圧が上がってしまうわけです。

●内臓脂肪が多くて高血圧の人は、まず「減量」を

それでは、Bさんのように内臓脂肪が多い場合、減塩と減量のどちらを優先させたほうがいいかというと、一番に取り組んでほしいのは**減量、つまり内臓脂肪を減らすことです**。内臓脂肪が多いままだと、尿中に捨てるはずのナトリウムが尿細管で戻されてしまうため、減塩しても効率が悪いからです。

さらに、**減量のために食べる量を減らせば、自然と塩分の摂取量も減ります**。ラーメンや炒飯、丼もの、混ぜご飯などは、ご飯や麺に油や調味料が混ざって、塩分が多く、高カロリーになりがちです。メタボの人は、そうしたものが好みの場合も多いので、それらを食べる機会を減らすだけでも、減量と減塩の両方につながります。

内臓脂肪が減るとインスリンの効きが良くなり、ナトリウムの排出も進みます。リバウンドしないように1カ月に1kg程度のペースを守って、「体重3%減」を目標に内臓脂肪を減らしましょう。

●塩分は1食2g以下に、カリウムも積極的に補給

減塩のコツは、食べる量を減らす以外にもあります。

食品に含まれる塩分は調理方法による違いも大きく、干物など水分が抜けているものはどうしても塩分が高くなります。高血圧の人は、干物などはなるべく避けたほうがいいでしょう。一方、サケやサバの缶詰は、塩分が一見高そうですが、しっかり味がついている割に塩分が少ないものが多いので、うまく利用するといいでしょう。

加工食品を購入する際には「食塩含有量」をチェックしてください。すでに述べたように、血圧を上げないためには1日6g、1食2g以下を目標にしてください。

先ほども触れた丼ものは、1杯で塩分が5〜6gくらい入っている場合が多いでしょう。食べた後に水が飲みたくなるのは、血液の塩分濃度が上がっている証拠。できれば、丼ものや混ぜご飯は避け、定食などを選択するほうがいいでしょう。カップ麺も1個に5〜6g入っていて、汁を残したとしてもその半分以上の塩分をとってしまいます。

朝に食べることが多い食パンも注意が必要です。6枚切り1枚に塩分が1g近く入っ

ているので、２枚食べると２ｇ近くになります。食べ過ぎないように注意しましょう。

腎機能が低下していなければ、**カリウムをとるのも有効**です。カリウムにはナトリウムを排出する作用があります。果物や生野菜に多く含まれているので、暑い季節にはとりやすい栄養素です。ただし、カリウムは水に溶ける性質があり、野菜をゆでたりすると流れ出てしまうので注意しましょう。

フレッシュな野菜を食べるのが難しいときは、トマトジュースなどでカリウムを補給するのもお勧めです。フルーツジュースにもカリウムは含まれますが、果糖が多いので注意が必要です。果糖は体内ですぐに中性脂肪に変わり、内臓脂肪を増やしてしまいます。

Ｂさんの場合、ＨｂＡ１ｃや肝機能の数値は、極端に高いわけではありません。しかし、このまま何の対策も取らずに放置すると、血圧とともにＨｂＡ１ｃもじわじわと上がり続け、50代後半には心電図にも異常が出てくる（つまり、心筋梗塞や狭心症が疑われる状態になる）可能性も否めません。

そのような状態にならないようにするためにも、今の段階で適切な対策をとることが重要です。

【このケースからわかること】

・腹囲の増加、すなわち内臓脂肪の蓄積によって血圧は上がる
・うまく血圧を下げるには自分の「高血圧のタイプ」を知ること
・内臓脂肪の増加とともに血圧が高くなってきたタイプは「減塩」が有効
・内臓脂肪が多くて高血圧の人は、内臓脂肪を減らす努力をすることで減塩もできる

ケース3

血糖値が急上昇！ 引き返せるかどうかのわかれ目は？

54歳男性のCさんはもともと太り気味。1年前は体重84kg、腹囲93cmで、すでにメタボの基準を超えていました。

それが今年の特定健診（メタボ健診）では、体重89・5kg、腹囲98cmとさらに増加。それとともにHbA1cが6・6％、空腹時血糖値が122mg／dLと、糖尿病のギリギリ手前になっていました。

尿酸値も基準値の上限ギリギリの6・9mg／dLに上がっていました。メタボになって内臓脂肪が増えると尿酸の産生が進み、同時に尿酸の排泄低下が起こるため、一般に尿酸値は上がります。

脂肪肝も進んでいて、ALTやASTも上がっていました。

Cさんの健康診断の結果

	53歳	54歳
体重(kg)	84	89.5
腹囲(cm)	93	98
HbA1c(%)	6.1	6.6
空腹時血糖値(mg/dL)	112	122
尿酸値(mg/dL)	5.6	6.9
AST(U/L)	22	27
ALT(U/L)	30	35

腹囲の増加とともに血糖値が上昇

▒高め ▒基準値超え

● 内臓脂肪が増えるとインスリンが効きにくくなる

Cさんは1年で体重が5・5kg増えて、腹囲が5cm増加。それとともにHbA1cや空腹時血糖値が上昇しました。つまり内臓脂肪が増えたことで糖代謝が悪くなったわけです。

膵臓のβ細胞から分泌される**インスリン**は「血糖値を下げるホルモン」というイメージがあるかもしれませんが、このインスリンは脳に必要なブドウ糖を維持するため、「**血糖をコントロールするためのホルモン**」です。

食事をしていない就寝中などは、血糖が下

がってきますが、肝臓にたくわえておいたブドウ糖の塊（グリコーゲン）が分解され、血液中に放出されます。そのようにして血糖値を一定に保つのもインスリンの仕事です。

そのため、食事をとっていない時間帯も含めて、インスリンは1日中一定量が分泌されています。これを「**基礎分泌**」といいます。一方、食事で血糖値が上がったときは大量のインスリンが分泌されて、余分な糖を肝臓や脂肪細胞などに取り込むように働き、血糖値を下げます。このときのインスリン分泌は「**追加分泌**」と呼ばれています。

大量に分泌されたインスリンは、血液中の糖を中性脂肪に置き換えて脂肪細胞に取り込みます。Cさんが5kgも太ったということは、インスリンが十分に分泌されていたということ。ところが、メタボになって内臓脂肪が増えると、脂肪細胞から分泌されるTNF－αなどの悪玉の生理活性物質によって、インスリン作用が落ちる状態が生じます。

すると、十分なインスリンは出ていても効きが悪いので、血糖値を下げるためにさらにインスリンを分泌するよう、体は命令を出します。血液中のインスリン濃度は上がり、糖はどんどん脂肪細胞に取り込まれ、より内臓脂肪が蓄積してしまうという悪循環に陥ります。これを長期間にわたって繰り返していると、そのうちに、インスリンを分泌する膵臓のβ細胞が疲弊して、インスリン分泌のタイミングが遅れるようになるとともに、分泌量も減っていきます。

●今なら、まだ引き返せる

糖尿病には3つのステップがあります。

【第1ステップ】

食後の追加分泌のときにインスリンが出るタイミングが遅れる

↓血糖値が高い時間が増えることでHbA1cが上がる

【第2ステップ】

インスリンの分泌が遅れるうえに分泌される量も減ってくる

↓HbA1cに加えて、空腹時血糖値も上がってくる

【第3ステップ】

膵臓のβ細胞が疲弊してインスリンを出せなくなる

↓常に血糖値が高い状態のまま下がらなくなる

第1ステップは、食後の追加分泌のときに**インスリンが出るタイミングが遅れるようになる**段階です。インスリン抵抗性があってインスリンが効きにくい場合や、食べ過ぎて血糖が上がった場合、また、運動不足が続いて糖が燃料として使われず、血中に余った場合には、インスリンが余計に必要になります。こうした生活を長期間にわたって続けていると、食後のインスリン分泌が追い付かなくなり、食後に血糖が上昇してもすぐにはインスリンが分泌されない「分泌遅延」の状態になります。これがいわゆる「**食後高血糖**」です。

インスリンの分泌が遅れることで、血糖値が高いままの時間が増え、その間に糖は血中に流れる物質にくっついてしまうのですが、その1つが赤血球に含まれるヘモグロビンです。これを利用して測定しているのがHbA1cで、血液中のヘモグロビンにどれくらい糖がくっついているかの割合をパーセントで表しています。**食後高血糖が続くと、まずHbA1cが上がってきます**。これが第1ステップです。

第2ステップは、インスリンの分泌のタイミングが遅れるだけでなく、**分泌される量も減ってくる**段階です。

メタボがあったり、運動不足が続いたりしてインスリン抵抗性が高まった状態に加えて、たくさん食べていると、膵臓のβ細胞がますます疲弊してインスリンを出す力がさらに弱まってきます。すると食後に、遅れながらも何とか分泌してきたインスリンさえも出せなくなってしまい、インスリンの分泌量が減ってくる段階に移行します。そうなると、HbA1cに加えて、空腹時血糖値も少しずつ上がってきます。必要な量のインスリンを分泌できなくなってくるので、時間をかけても血糖値を下げきれなくなるのです。

さらに進んだ第3ステップは、**膵臓のβ細胞からインスリンを出せなくなる**段階です。この段階になると、血糖値が高い状態のまま下がらなくなります。こうなると本格的な糖尿病です。注射などで外からインスリンを足さなければ血糖コントロールができなくなります。

初期のメタボでは、インスリンの追加分泌は遅れますが、基礎分泌は問題がないことが一般的です（第1ステップ）。そもそも太っているということは、インスリンが出ているということです。食後に血糖値が上昇しても、ゆっくり分泌されるインスリンのおかげで、時間さえかければ血中の糖は処理されるので、空腹時血糖値は上がりません。

この段階では、一気にインスリン分泌を要求するような食生活（例えば、スイーツやアルコールなど）を控えたり、筋肉をよく動かしたり、また内臓脂肪を減らしてインスリン抵抗性を改善したりすれば、膵臓のβ細胞の負担を軽くすることができます。しかし、**HbA1cに加えて空腹時血糖値も上がってくると、第2ステップの入り口です**。これがCさんの状態です。

空腹時血糖値も上がっているということは、食後10時間たってもブドウ糖がたくさん血液中に残っているということ。つまり「10時間かけてもブドウ糖を処理できないほど、インスリンが足りない」状態です。

インスリンの反応が遅くなっていることに加え、分泌量も低下しているのでしょう。実は、これこそが、**これから本当の糖尿病になるのか、元に戻れるのか**、というとても大事な段階なのです。

この段階にある人は、膵臓に負担をかけないことが何より大切です。Cさんは、必要な量だけインスリンが分泌されているのにその効果が発揮できない、いわゆるインスリン抵抗性の状態にあるので、体は「もっと分泌しなさい」と膵臓に命令しています。したがって、Cさんは**インスリン抵抗性を解消する**ことが何より重要で、そのためにはまず**内臓脂肪を減らす**必要があります。インスリンがきちんと効くようになれば、膵臓のβ細胞は楽になれます。

●意外と糖質が多い缶チューハイ

話を聞いてみると、Cさんの食生活は「缶チューハイ」に問題があるようでした。コロナ禍で外に出る機会が少なくなって身体活動量が減っている中、家飲みで缶チューハイの量が以前より増えていたのです。

ご存じのように、缶チューハイには**「果糖ブドウ糖液糖」**が入っている場合が多く、銘柄にもよりますが、350mLの缶に糖質が10gくらい入っていたりします。毎晩2缶飲むと、糖質は20g、スティックシュガーでいえば7本分を毎晩とっていることになります。しかも缶チューハイは炭酸が入っていて吸収がいいので、より血糖値が上がりやすいという特徴があります。

また、果糖は尿酸値を上げる作用もあります。実際、Cさんは尿酸値も基準値の上限（7・0mg／dL）ギリギリまで上がっていますよね。尿酸というとビールのプリン体を気にする人が多いようですが、チューハイに含まれる果糖も要注意です。

ビール、日本酒、ワインなどの醸造酒はそれ自体に糖質が入っています。手ごろな値段の発泡酒はビールよりも糖質が多いこともあるので注意しましょう。余分な糖質をとらないためには、蒸留酒で甘くないハイボールなどを選んだほうがいいと思います。

【このケースからわかること】

・内臓脂肪が増えるとインスリンが効きにくくなり、放置すると糖尿病につながりやすくなる

・空腹時血糖値もＨｂＡ１ｃも上がってきたら、糖尿病に至る３つのステップの第２段階にある

・第２段階は、本当の糖尿病になるか、元に戻れるかのわかれ目。インスリン抵抗性を解消すること、つまり内臓脂肪を減らすことが重要

ケース4

太っていないがＬＤＬコレステロールが高い50代女性、なぜ？

56歳女性のＤさんは、ＨｂＡ１ｃが少し高いことを除けば、これまで特定健診で引っかかる項目はありませんでした。ＨｂＡ１ｃは２年前が６・２％で今年が６・４％と確かに高いのですが、空腹時血糖値は96㎎／dLで糖尿病の疑いはありません。

体格指数のＢＭＩは20・7。中性脂肪、ＨＤＬコレステロール、血圧はすべて正常値であり、２年前とほとんど変わっていませんでした。ＡＬＴやγ‐ＧＴＰなど肝機能の数値も異常なし。

唯一変わってきたのが、悪玉コレステロールと呼ばれるＬＤＬコレステロールで、２年前は１１２㎎／dLだったのに、今年は１３６㎎／dLと大きく上がっていました。

タバコは吸わず、お酒は1日1合未満で、生活習慣に問題はなさそうです。

Dさんの健康診断の結果

LDLコレステロールが急上昇！

	54歳	56歳
BMI	20.6	20.7
HbA1c(%)	6.2	6.4
空腹時血糖値(mg/dL)	88	96
中性脂肪	75	88
HDLコレステロール(mg/dL)	50	59
LDLコレステロール(mg/dL)	112	136
上の血圧(mmHg)	110	107
下の血圧(mmHg)	75	73

▒高め

●ＬＤＬコレステロール値だけ上がった原因は？

ご存じの通り、ＬＤＬコレステロールは健康診断で多くの人が引っかかる項目の１つです。高ＬＤＬコレステロール血症と診断されるのは１４０㎎／dL以上なので、Dさんはそこには達していませんが、コレステロールのコントロール目標値とされる１２０㎎／dLは超えています。

Ｄさんは、週に2日以上はジムに通って、しっかり運動もしているそうです。ＢＭＩも20・7と、標準とされる22より少なく、太ってはいません。こうした体格で

ＨｂＡ１ｃが高いということは、食後血糖値が上昇したときに、それを処理するインスリンがすぐに分泌されにくい体質ではないかと考えられます。

Ｄさんの場合、時間をかければゆっくり分泌されたインスリンによって血糖値が下がってくるので、10時間以上後に測定した空腹時血糖値は基準値以内に収まっています。

それにしても、太ってもおらず、定期的に運動もしているＤさんのＬＤＬコレステロール値は、一体なぜ上がってきたのでしょう？

ここで、まず理解していただきたいのは、「**運動習慣や肥満と、ＬＤＬコレステロールの値には直接の関係はない**」ということです。

ＬＤＬコレステロールは、ブドウ糖や中性脂肪などを材料に肝臓で合成されるため、運動すると、筋肉でブドウ糖や中性脂肪が消費され、結果的にＬＤＬコレステロール値を下げる間接的な効果はあります。しかし、そもそもコレステロールはエネルギー源として使われるものではないため、運動をしたからといって、その量に見合った分だけＬＤＬコレステロール値が低下するとは限りません。

内臓脂肪とＬＤＬコレステロールも直接は関係ありません。内臓脂肪が増えると、脂肪細胞から分泌される生理活性物質の作用などから、血糖や中性脂肪が増加しますが、

ＬＤＬコレステロールに関連する作用はありません。また、内臓脂肪の増加とＬＤＬコレステロール値の上昇とは別のメカニズムであるため、やせていてもＬＤＬコレステロール値が高い人は珍しくないわけです。

メタボでＬＤＬコレステロール値が高い、という方はたくさんいますが、メタボが原因でＬＤＬコレステロール値が高くなっているわけではありません。だから、太っておらず、運動もしているＤさんのような方のＬＤＬコレステロール値が高くなるのは、そう珍しいことではないのです。

ただＤさんの場合に注目したいのは「**50代半ばになって急にＬＤＬコレステロール値だけが上がってきた**」ということです。Ｄさんは年齢から考えて、卵巣機能の低下によりエストロゲン（女性ホルモン）の分泌量が減少してきた影響が大きいと考えられます。

コレステロールというと、悪者のイメージが強いですが、実は、さまざまなホルモンや全身の細胞膜の材料などとして使われる、生きるために必須のものです。しかし、閉経によってエストロゲンの分泌量が減少すると、その材料であるコレステロールが以前ほどは必要なくなるため血中に余り、ＬＤＬコレステロール値が上昇するのです。

また、加齢により、一部の細胞では入れ替わるサイクルが遅くなります。例えば、子どもの皮膚はみずみずしく張りがあって、つるつるですよね。これは皮膚の細胞の入れ替わるスピードが早いから。つまり、どんどん新しい細胞膜を作成する必要がある分、材料となるコレステロールがどんどん使われるわけです。でも、年をとり、細胞が入れ替わるスピードも落ちると、細胞膜をつくる材料も余ってきてしまうのです。その結果、コレステロールは余りがちになり、ＬＤＬコレステロールの上昇につながります。

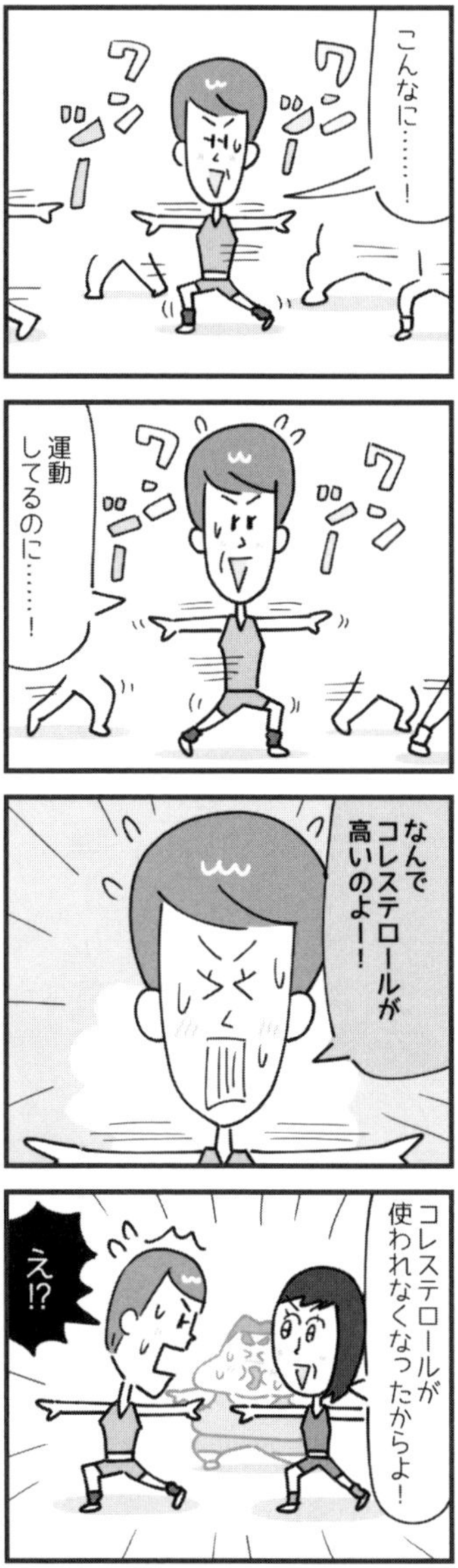
こんなに……!
ワン
ツー
ワン
ツー
運動してるのに……!
ワン
ツー
ワン
ツー
なんでコレステロールが高いのよー!
コレステロールが使われなくなったからよ!
え!?

●卵や小魚など高コレステロール食品のとり過ぎに注意

では、Dさんのような場合、どのような対策をとればいいのでしょうか。

コレステロールの使い道が減っているのに今までと同じ生活をしていると、どんどんLDLコレステロール値が上がってきます。ですから、閉経してLDLコレステロールが上がってきたら、それに合わせて食べ方を変えていく必要があります。つまり、**コレステロールが多い食品を食べ過ぎてはいけない**のです。

体に必要なコレステロールの3分の2は肝臓で合成されています。そのため、「食事から少々余分にとり過ぎても、体内での合成を少し減らすといった調整を体がしてくれるので、それほど神経質にならなくてもいい」ともいわれますが、それはLDLコレステロール値が高くない、健康な人の場合です。「動脈硬化性疾患予防ガイドライン2022年版」では、高LDLコレステロール血症の人は、1日のコレステロール摂取量を200mg未満にすることを推奨しています。

コレステロールが多い食品といえば、まず思い浮かぶのが、たらこ、かずのこなどの魚卵や、白子、レバーなど。何といっても多いのは、鶏卵です。「日本食品標準成分表2020年版（八訂）」によると、鶏卵（50ｇ）1個に185㎎も含まれていて、それだけで200㎎近くになります。

鶏卵は、女性が好きなスイーツ類にもよく入っているので、意識しないとすぐにとり過ぎてしまいます。私もスイーツが好きなので、シュークリームなどの卵が豊富な食品を摂取する可能性があることを考えて、朝はなるべく卵を食べないようにしています。

鶏卵は、体内でつくることができない必須アミノ酸も摂取できるため、1日1個はとりたいもの。LDLコレステロール値が高い人は1日1個までにすることをお勧めします。

ちりめんじゃこやしらすなどの小魚も意外にコレステロールが多いので要注意です。「コレステロールを多く含む食品を避けています」と言う方の話をよく聞いてみると、習慣的に小魚をとっていたというケースがしばしばあります。特に、Dさんの年代の女性は骨粗しょう症が気になるので、カルシウムをとろうと思ってご飯の上にしらすを山盛りにして食べている人も多いようです。

でも、小魚をそれほどたくさん食べなくても、1日に緑黄色野菜を120ｇ以上、それに淡色野菜も含めて合計350ｇ以上の野菜を食べていれば必要なカルシウムは入ってきます。

コレステロールのほか、**動物性脂肪に含まれる飽和脂肪酸もＬＤＬコレステロール値を上げる**ことがわかっています。特に牛乳、バター、チーズ、ヨーグルトといった乳製品は要注意です。

１日にとるべき乳製品は、牛乳２００mLが基本の量です。牛乳を２００mL飲んだら、その日はチーズやヨーグルトは控えるようにしましょう。チーズやヨーグルトを食べたいときは、牛乳の量を減らしたほうがいいでしょう。牛乳を飲まない場合、６ピース入りのプロセスチーズなら１日１個が目安です。

低脂肪乳や無脂肪乳は牛乳と比べて飽和脂肪酸の量が少ないため、牛乳２００mLの代わりにするのもよいかもしれません。ただ、加工乳は、牛乳そのものの栄養成分を加工している食品です。私は、個人的には、普通の牛乳を飲んで、ほかの飽和脂肪酸やコレステロールのとり過ぎに注意したいと考えています。

もちろん、糖質や中性脂肪もとり過ぎはよくありません。コレステロールは肝臓でも合成されるので、コレステロールをとらなくても糖質や中性脂肪をたくさんとっていると、肝臓でコレステロールが合成されてしまいます。

ＬＤＬコレステロール値を下げるには食物繊維も大切です。コレステロールは各種ホルモンや細胞膜の材料になるほか、胆汁酸という消化液になって小腸に分泌されます。胆汁酸は脂肪を分解し、腸管での消化吸収を促進する働きがありますが、分泌された胆汁酸は、放っておくと再び腸から吸収されてしまい、肝臓でコレステロールを再合成する材料になってしまうのです。

ところが、食物繊維が多い食事をしていると、胆汁酸が食物繊維に絡みついて便として体外に排泄されることになります。つまり食物繊維の多い食事をとっていると、胆汁酸が再吸収されにくくなるので、ＬＤＬコレステロールを下げる効果があるのです。

●生活改善で数値が下がらない場合は受診を

年齢を重ね、ホルモン分泌量が以前より減ったり、代謝が落ちて細胞膜が入れ替わるサイクル（細胞周期）が低下したりした場合、生活習慣を変えてもそれだけでは以前のＬＤＬコレステロール値にはなかなか戻らないことも多いでしょう。更年期障害にはホルモン補充療法があり、ＬＤＬコレステロール値が改善したという研究報告もありますが、それだけでは十分な低下に至らないケースも少なくありません。

ＬＤＬコレステロール値が１４０㎎／dLを超えて、食事に注意しても下がらないときは、動脈硬化を進めないためにも、薬に頼るのが重要です。医療機関を受診し、主治医と相談しましょう。高ＬＤＬコレステロール血症の治療薬は、一般に肝臓でのコレステロールの合成を抑えるスタチン製剤がよく使われますが、ほかに腸内での胆汁酸の排出を促す薬や、再吸収を抑制する薬もあります。

「薬を飲みたくないから」と言って、医療機関の受診を敬遠する方もいますが、受診したからといって必ず薬を飲まなくてはいけないわけではありません。数値にもよりますが、なるべく薬を飲みたくなければ、「もう少し食事の改善でがんばってみたい」と医師に伝えてみてください。

たとえ薬を飲まなくても、医療機関を受診する価値はあります。なぜなら、自分の脂質の値を確認できる機会が増えるからです。健康診断は年に1回しかありませんが、医療機関を受診すれば月単位でこまめにＬＤＬコレステロール値を検査してもらうことができ、しかも専門家からアドバイスももらえます。

定期的に検査すれば、生活習慣を改善した効果を自分で確認することもできます。食事に注意しているうちにLDLコレステロール値が下がってくる可能性も十分にあるでしょう。薬をもらうためではなく、自分で自分のデータをチェックするという意味でも、LDLコレステロールが140mg／dLを超えてきたら、ぜひ医療機関をうまく活用してください。

【このケースからわかること】

・運動習慣や内臓脂肪の量と、LDLコレステロールの値には直接的な関係はない
・50代の女性で急にLDLコレステロール値だけが上がった場合、女性ホルモンの分泌量減少の影響が考えられる
・閉経してLDLコレステロールが上がったら、コレステロールや飽和脂肪酸が多い食品を食べ過ぎない
・LDLコレステロール値を下げるには食物繊維の摂取も大切

ケース
5

LDLコレステロールだけが急上昇の男性、その原因は？

Eさんは48歳の男性です。BMIは23なので肥満というわけではありませんが、腹囲は89cmあってメタボの基準を超えています。

血糖値の指標であるHbA1c、および善玉のHDLコレステロールはともに問題なし。中性脂肪は少し高め。肝機能の指標であるγ-GTPが少し高めですが、正常の範囲といってよい状態です。

これらの数値はすべて3年前からほとんど変わっていませんでした。

それなのに、LDLコレステロールだけが129mg／dLから167mg／dLと、3年で40mg／dL近くも上がり、「高LDLコレステロール血症」と診断されるレベルになってしまいました。

Eさんの健康診断の結果

男性でLDLコレステロールが
急上昇する原因は？

	45歳	48歳
BMI	22.7	23
腹囲(cm)	88	89
HbA1c(%)	5.3	5.4
中性脂肪(mg/dL)	155	162
LDLコレステロール(mg/dL)	129	167
HDLコレステロール(mg/dL)	56	59
AST(U/L)	21	22
ALT(U/L)	18	18
γ-GTP(U/L)	47	52

高め　基準値超え

● LDLコレステロールの材料をとり過ぎ？

内臓脂肪とLDLコレステロールは、それぞれアブラの仲間ということから、関連があるように考えがちです。ですから、「太っていなければ、LDLコレステロールは低いはず」と安易に考えてしまう人も少なくありません。

しかし、これらは異なるメカニズムで増減する別物です。もちろん、メタボでLDLコレステロールも高い人はたくさんいますが、**内臓脂肪が増えることが原因でLDLコレステロールが上がるわけではありませ**

ん。

そのため、メタボの診断基準にＬＤＬコレステロールは入っていません。だからといって軽く考えるのは大間違い。高血圧や高血糖など複数の要素が重なって起こるメタボとは別に、ＬＤＬコレステロール値が基準値を超える**「高ＬＤＬコレステロール血症」はそれ単独で動脈硬化を進める大きな危険因子**となっています。

そもそも血管の壁にできる粥腫《じゅくしゅ》（血管の内側に大きく膨らんだコブ）は、酸化して使い物にならなくなったコレステロールを、異物のお掃除役のマクロファージが取り込んで、血管の内側にもぐりこむことが原因でできます。つまり、余分なＬＤＬコレステロールを長期間、血管内に放置することがなければ、コブはできないのです。

Ｅさんは腹囲や体重は3年前からほとんど変わらず、太ったわけではありませんでした。腹囲と中性脂肪は少し高いものの、血糖値やＨＤＬコレステロールは悪くない状態です。腹囲が基準（85㎝）を超えているので、内臓脂肪はそれなりにたまっていると考えられ、まさにメタボの入り口、つまりメタボ予備群の状態でした。

そこに高ＬＤＬコレステロール血症が加わって、血管障害を起こす危険因子を、ダブル、トリプルで抱えてしまったわけです。

先ほどのケース4で紹介したDさんは、更年期を迎えた50代の女性でした。エストロゲン（女性ホルモン）がつくられなくなると、その材料になるコレステロールが余るうえ、加齢によって細胞の新陳代謝が悪くなることでも、やはり細胞膜の材料となるコレステロールが余り、血液中のLDLコレステロールが上がりやすくなります。

Eさんは男性なので、ある時期から性ホルモンが急に減ることはありません。男性ホルモンのテストステロンも、中年期以降、加齢とともに減少しますが、そのカーブは穏やかです。40代なら代謝が衰える年齢でもないので、コレステロールは細胞膜やホルモンの材料として今まで通りに使われているはずです。

それなのにLDLコレステロールが高くなったということは**「LDLコレステロールの材料」を大量に体に入れている可能性が高い**と考えられます。LDLコレステロールの材料になる栄養素とは、すなわちコレステロールと飽和脂肪酸です。以前と食生活が変わり、これらが口から入る量が増えているのではないでしょうか。たらこ、かずのこ、レバーなどコレステロールを多く含む食品や、飽和脂肪酸の多い肉の脂や乳製品をとり過ぎているのかもしれません。

コレステロールは7割以上が体内で合成されるので、食事に含まれるコレステロールはあまり気にしなくてもいいとされますが、それはあくまで高コレステロール血症ではない人の場合です。「動脈硬化性疾患予防ガイドライン2022年版」では、LDLコレステロールが140㎎／dL以上ある高LDLコレステロール血症の人は1日のコレステロール摂取量を200㎎未満にすることを推奨しています。

●ローカロリーだがコレステロールは高い食品も

LDLコレステロールを上げないようにするには、飽和脂肪酸やコレステロールを多く含む食品をとり過ぎないようにすることが大切です。そうした食品についてすでに気を付けている方も多いかもしれませんが、落とし穴になりやすいのは、体に良さそうなイメージがあるのに、意外と飽和脂肪酸やコレステロールが多い食品です。

例えば、**飽和脂肪酸で最近特に注意が必要なのは、ヤシ油やパーム油という植物油**です。パーム油は、マーガリンやショートニングのほか、ポテトチップスやパンなどの加工食品、コンビニエンスストアや外食チェーンなどで提供されるフライドチキンやコロッケ、ドーナツなどに使われていて、口にする機会が増えています。ヤシ油はココナツオイ

油100g当たりの飽和脂肪酸量

油の種類	飽和脂肪酸量	油の種類	飽和脂肪酸量
パーム油	47.1g	牛脂	41.1g
ヤシ油	84.0g	なたね油	7.1g
ラード	39.3g	ごま油	15.0g

「日本食品標準成分表2020年版（八訂）」より

ルとも呼ばれ、体に良いといわれて人気があります。しかし、100g当たりの飽和脂肪酸はパーム油47・1g、ヤシ油では84・0gで、飽和脂肪酸が多いといわれるラードや牛脂と比べても多いのです。いくら体に良い食材でも、1つのものに偏ってそればかり口にしていると、必ずとり過ぎる成分が出てきます。

コレステロールを多く含む食品で、**気を付けたいのは「卵」**です。体重を減らそうと「卵ダイエット」をして、LDLコレステロールを上げてしまう人もいます。卵はローカロリー、高たんぱくで腹持ちがいいですよね。だから1日に2～3個食べて、代わりに糖質の摂取を減らすダイエットに活用する人もいるのです。

「日本食品標準成分表2020年版（八訂）」によると、卵1個（50g）にコレステロールは185mgも含まれていて、1個食べただけで1日の摂取目安の200mgに近づいてしまいます。

同じくサラダチキンに使われる**鶏胸肉**も、カロリーや脂肪分が低く、たんぱく質が多い優秀な食品なので、牛肉や豚肉よりもヘルシーだと考えている人も多いかもしれませんが、牛肉や豚肉と同じくらいのコレステロールが含まれています。だから、カロリーだけに気を取られると失敗します。卵もサラダチキンも腹持ちが良く満足感があるため、食べ過ぎず、結果として太りにくいかもしれませんが、油断しているとＬＤＬコレステロールは上がってくるのです。

このように、ヘルシーとされている食品の中にもＬＤＬコレステロールを上げてしまうものは少なくないので気を付けてください。「２０１９年国民健康・栄養調査」によると、日本人のコレステロールの１日平均摂取量は男性が３６１mg、女性が３１２mgでした。かなり意識しないと２００mg以内に抑えられません。

●食物繊維は1日25g以上を目標に

それから野菜をとることも大切です。１８５ページでもお話ししましたが、コレステロールは胆汁酸の材料になり、十二指腸に分泌された胆汁酸は食物繊維に絡みついて便として排出されます。ところが食物繊維が少ないと、せっかく分泌された胆汁酸が排泄されずに再吸収されてしまい、その結果、ＬＤＬコレステロールが上がるわけです。

血液中のＬＤＬコレステロールは運動で消費される種類の脂質ではないため、胆汁酸になって排泄されるしか、体の外に出ていく方法がありません。だから、余分にとり過ぎると使い道がなく、血液中にだぶつき、血管壁の内側にたまってプラークができてしまうのです。このプラークは一度できると余程のことがなければ小さくなりません。ＬＤＬコレステロールの値が高い時期が長ければ長いほどプラークができやすく、大きくなるのです。

そのため、40代からＬＤＬコレステロールが高い人は、その分、動脈硬化が進み、脳卒中や心筋梗塞のリスクが高くなります。

野菜に含まれる食物繊維は、ＬＤＬコレステロールを下げるだけでなく、血糖値の上昇も防ぐことができ、腸内環境を良くする作用もあるので、ぜひ、積極的に食べてほしいと思います。「日本人の食事摂取基準２０２０年版」では、食物繊維の１日にとるべき目標量は20ｇ前後（性別、年齢によって多少変わる）ですが、「動脈硬化性疾患予防ガイドライン２０２２年版」では、「生活習慣病の重症化予防には１日25ｇ以上の摂取が勧められる」

食品に含まれる食物繊維量

食品の種類	食物繊維量
えのきだけ生（1袋100g）	3.9g
まいたけ生（1パック100g）	3.5g
ぶなしめじ生（1パック100g）	3.0g
納豆（1パック40g）	2.7g
モロヘイヤ（1束100g）	5.9g
ごぼう ゆで（1/2本90g）	5.5g
ブロッコリー ゆで（1/3株 約80g）	3.5g
こんにゃく（1/2枚100g）	3.0g

「日本食品標準成分表2020年版（八訂）」より

と記載されています。それだけ食物繊維が重視されるようになってきたわけです。

ちなみに「2019年国民健康・栄養調査」によると、1日当たりの食物繊維の平均摂取量は男性が19・4g、女性が17・5gでした。1日25g以上というのは、相当がんばらないととれない量であることがわかると思います。

もう1つ気を付けたいのは「お酒のつまみ」ですね。Eさんはγ－GTPが少し高めで基準値の50U／Lを超えているので、アルコールの影響もあるのではないかと思っています。アルコール自体はLDLコレステロールと関係ないのですが、問題はつまみです。

干物、サラミ、小魚など、コレステロールや飽和脂肪酸を多く含むつまみを知らず知らずのうちに食べ過ぎているのかもしれません。

とにかく**40代の男性でLDLコレステロールだけが上がってきたという場合、一番に考えられる原因は食生活の変化**です。

ただし、LDLコレステロールは遺伝的素因で高くなることもあり、食生活が変わらなくても、ある年齢を過ぎると上がり出す人もいます。その場合、食事だけでコントロールしようとしてもなかなかLDLコレステロールが下がらない、ということになるでしょう。LDLコレステロールが180㎎/dL以上ある人、脳卒中や心筋梗塞を起こした親族がいる人は「**家族性高コレステロール血症**」の疑いも否定できないので、一度は内科を受診することをお勧めします（詳しくは次のケース）。


【このケースからわかること】

・高LDLコレステロール血症はそれ単独で動脈硬化を進める大きな危険因子
・40代の男性でLDLコレステロールだけが上がった場合、一番に考えられる原因は食生活の変化
・高LDLコレステロール血症の人は1日のコレステロール摂取量を200㎎未満に

ケース6

ＬＤＬコレステロールだけが高い　遺伝の影響？　対策は？

Ｆさんは63歳の男性です。ＢＭＩは22・6と、ほぼ標準体重です。腹囲も80㎝とメタボの基準より細く、メタボではありません。

血糖値の指標となるＨｂＡ１ｃも、中性脂肪、善玉のＨＤＬコレステロール値、血圧も、すべて問題ありませんでした。

ところが唯一、ＬＤＬコレステロール値だけが、２８４㎎／dLもありました。１４０㎎／dL以上は高ＬＤＬコレステロール血症とされますが、なんとその2倍以上もあったわけです。

どうしてこんなに、ＬＤＬコレステロールだけが高い数値なのでしょうか？

その背景には、遺伝の影響が考えられます。

Fさんの健康診断の結果

LDLコレステロールだけが突出して高い

	63歳
BMI	22.6
腹囲(cm)	80
HbA1c(%)	5.4
中性脂肪(mg/dL)	72
LDLコレステロール(mg/dL)	284
HDLコレステロール(mg/dL)	65
上の血圧(mmHg)	109
下の血圧(mmHg)	57

■基準値超え

●遺伝で子どもの頃からＬＤＬが高くなる

Ｆさんはメタボではありません。そして、血糖値、血圧、中性脂肪など、すべて問題がないのにＬＤＬコレステロールだけがとても高い。これが典型的な「**家族性高コレステロール血症（ＦＨ）**」。これは、生活習慣とは関係なく、遺伝によって起こる高ＬＤＬコレステロール血症です。

日本動脈硬化学会でも、今まで以上にＦＨが注目されるようになっています。

ＦＨというのも、子どもの頃からＬＤＬコレステロールが高い**ＦＨの人は、心筋梗塞や狭心症など命にかかわる冠動脈疾患を起**

こすリスクがとても高いからです。

最新の「動脈硬化性疾患予防ガイドライン2022年版」によると、冠動脈疾患を起こした人の30人に1人、重度の高LDLコレステロール血症（190㎎／dL以上）の15人に1人はFHであることが確認されています。FHの遺伝がない人に比べて、FHの人は冠動脈疾患を発症するリスクが10～20倍高く、下肢の動脈が詰まって下肢に痛みが出たり、歩行困難の症状が出たりする末梢動脈疾患の発症リスクも5～10倍高いこともわかっています。

このFH、日本人全体では500人に1人といわれていましたが、最近の調査では300人に1人くらいいることがわかってきました。社員1000人の会社なら3人、人口20万人の地方都市なら600人以上ということになります。

高LDLコレステロール血症は、食生活などの生活習慣の偏りによって後天的に起こることがよく知られていますが、**FHは遺伝で起こる病気で、生活習慣に問題がなくてもLDLコレステロールが高くなってしまいます**。FHは顕性遺伝、つまり、両親のいずれかが高コレステロール血症になる遺伝子を持っていれば、子どもも高コレステロール血症の素因を受け継ぎます。遺伝様式としては、両親からFHの遺伝子をもらうホモ型

家族性高コレステロール血症（FH）の遺伝様式

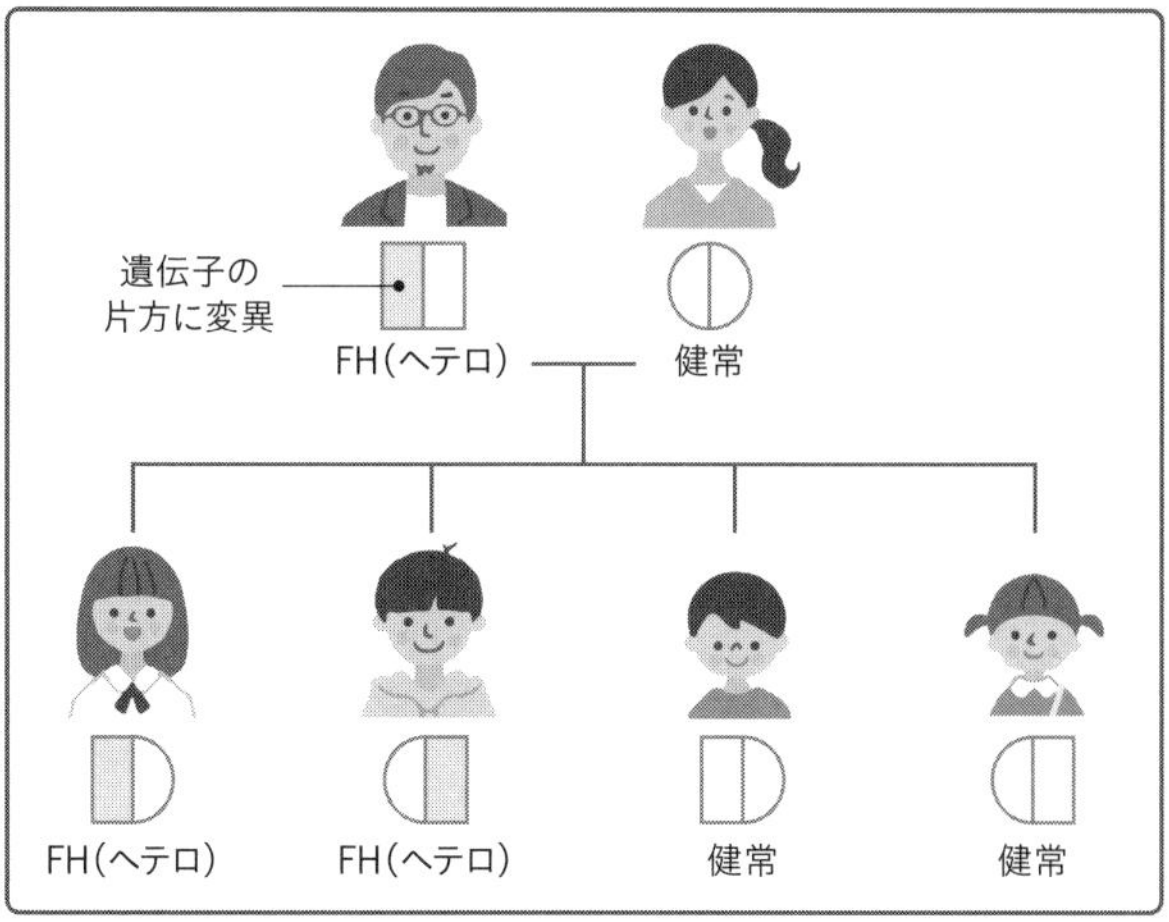

と片親からもらうヘテロ型がありますが、顕性遺伝なのでヘテロ型でも発症します。

遺伝子は両親から1個ずつもらい、2個が1セットになっていて、親のどちらかが「FHの遺伝子」を1個持っているヘテロ型で、もう1人の親が遺伝子を持たない場合は、50％の確率で子どもに受け継がれることになります。ちなみに両親のどちらかがFHの遺伝子を2つ持ったホモ型だと、子どもには必ずFHの遺伝子が受け継がれ、LDLコレステロール値もかなり高くなることがほとんどです。

遺伝子を2個持っているホモ型のFHになると、LDLコレステロールが500㎎／dLを超えるようなケースもあります。そのような状態が続くと突然死する危険性もあるので、「LDLアフェレシス」といって、人工透析のようにおよそ週1回、全身の血液を取り出してLDLを取り除くという大がかりな治療を受けなくてはならなくなります。

●FHかどうかは3つの項目をチェック

成人（15歳以上）のFHの診断基準は「動脈硬化性疾患予防ガイドライン2022年版」では次のように書かれています。

①未治療時のLDLコレステロール値が180mg／dL以上
②腱黄色腫《けんおうしょくしゅ》（手背、肘、膝などまたはアキレス腱肥厚）など
③FHあるいは早発性冠動脈疾患の家族歴（第一度近親者）

「腱黄色腫」というのは、骨と筋肉をつなぐ腱にコレステロールがくっついて太くなったもの。全身の腱で起こるのですが、わかりやすいのはアキレス腱です。X線撮影をしてアキレス腱の太さが男性で8㎜以上、女性で7・5㎜以上あると黄色腫があると見られます。指でつまんでみて1㎝くらいありそうなら、黄色腫を疑う必要があるかもしれません。

「早発性冠動脈疾患」というのは、若くして狭心症や心筋梗塞などの冠動脈疾患を起こすこと。男性は55歳未満、女性は65歳未満とされています。「第一度近親者」は親、子ども、兄弟姉妹を指します。祖父母は入りません。つまり、お父さんが50代前半で狭心症を起こした場合などが当てはまります。

この3項目のうち、2個以上が該当するとFHと診断されます。さらに、②と③がなくて①のLDLコレステロールだけでも250㎎／dL以上ある場合、またLDLコレステロールが160㎎／dL以上で②か③のどちらかがある場合は「FHを強く疑う」、つまりFHの可能性が非常に高いとされています。

FHは生活習慣の改善だけでは対応できません。通常、不要なLDLコレステロールは、血液中から回収されて肝臓に届けられ、いったん壊された後、必要に応じて再合成されるのですが、FHでは、回収されたLDLコレステロールを取り込むための、肝臓表面にあるLDL受容体の遺伝子や、これを働かせるための遺伝子に異常があるため、肝臓に取り込むことができず、血液中にたまってしまうためです。

ＬＤＬコレステロールが以前から高い、近親者が突然死したと聞いたことがあるなど、思い当たる人はすぐに内科を受診し、薬を処方してもらってください。できるだけ早期に対応すれば動脈硬化は進みませんが、放っておくと知らぬ間に動脈硬化が進み、突然死につながる可能性もあるので、「まずは生活習慣の改善から」とか「自覚症状がないから」などと放置せず、ぜひ受診することをお勧めします。

なお、ＦＨの人は心筋梗塞を起こすリスクが非常に高いため、ＬＤＬコレステロールの目標値は過去に狭心症や心筋梗塞を起こした人と同じく１００mg／dL未満と厳しく設定されています。また、心筋梗塞の既往がある人は、さらに厳しい70mg／dL未満が目標です。

●自分がＦＨの場合、親や兄弟姉妹、子どももＦＨの可能性が

自分がＦＨだった場合、親や兄弟姉妹、そして子どももＦＨという可能性が高くなります。先ほどお話ししたように、親のどちらかがＦＨの場合、子どもがＦＨになる確率は50％以上です。生まれ持った遺伝素因は変えられませんが、ＬＤＬコレステロールは

薬でコントロールできるので安心してください。

昔はＦＨがあると若くして心筋梗塞などで亡くなることが多かったようですが、今はスタチンなど、高コレステロール血症に効果的な薬剤があるので以前のようなことはありません。だからこそ、早く見つけて受診することがとても重要なのです。

15歳未満の子どものＦＨの診断基準は次のようになっています。

①　未治療時のＬＤＬコレステロール値が１４０mg／dL以上

②　ＦＨの家族歴（親または兄弟姉妹）

③　親のＬＤＬコレステロール値が１８０mg／dL以上、または早発性冠動脈疾患の家族歴（親か祖父母）

このうち、①と②があればＦＨと診断します。①と③がある場合は「ＦＨの疑いがある」とされます。ＬＤＬコレステロール値だけが高い場合でも、２５０mg／dL以上あるときはＦＨと診断され、１８０mg／dL以上だと「ＦＨの疑いがある」とされます。

私は以前、10歳と14歳の子どもの健診で血液データを調べたことがあります。ＬＤＬ

コレステロール値が１４０㎎／dL以上ある子どもは何人か見つかりました。ＦＨの疑いが否定できませんし、ご両親やごきょうだいが心配になりました。ご両親は30代ですと、特定健診の対象から外れるため、自治体などで実施している健診をお勧めするとともに、あわせて血液中のコレステロールを増やす生活習慣の見直しについてお話をしました。子どもの健診をきっかけに、家族ぐるみの健康管理のきっかけができたわけです。

ＬＤＬコレステロール値が高い状態が長く続くと、それだけ冠動脈疾患を起こすリスクが高くなりますから、ＦＨの人は子どものうちからＬＤＬコレステロールの低下に努める必要があります。「動脈硬化性疾患予防ガイドライン２０２２年版」でも、「生活習慣の改善を行ってもＬＤＬコレステロール１８０㎎／dL以上が持続する場合、男女にかかわらず10歳以上で薬物療法の開始を考慮する」となっています。

●メタボとＦＨが合併しているケースも

冒頭で紹介したＦさんはメタボではなく、ＬＤＬコレステロール値以外には問題がありませんでしたが、ＦＨの中にはメタボを合併しているケースもあります。

私が見た中では、例えばこんな50代男性がいました。まずLDLコレステロールは300㎎／dLを超えていて、FHの可能性が高い。さらに、BMIは26・9、腹囲は93㎝と太っているというケースです。HbA1cは6・2％、中性脂肪は221㎎／dL、HDLコレステロールは41㎎／dL。腹囲が基準を超えているとともに、血糖値と中性脂肪が高いメタボになっていました。これは「メタボと合併しているFH」です。

すでにお話ししたように、内臓脂肪の蓄積とLDLコレステロール値の増加は直接の関係はなく、内臓脂肪が増えたからといってLDLコレステロールは上がりません。でも、実際はメタボでLDLコレステロールが高い人も多いでしょう。内臓脂肪とは別に「メタボになる生活習慣」によってLDLコレステロールが上がることがあるからです。

この方のようにLDLコレステロール値が300㎎／dL近くもある場合、背景にFHがあるのは間違いないと思います。FHの遺伝があるのに加えて、偏った生活習慣によるメタボの状態にあるということです。もともとの体質に加えて、飽和脂肪酸やコレステロールの多い「LDLコレステロールを上げやすい食事」をとっている可能性があります。

このような場合は、とにかく医療機関でスタチンなどの薬剤を処方してもらい、すぐに

ＬＤＬコレステロールを下げなければいけません。そして、薬だけではダメで、あわせてメタボも解消しなければなりません。薬だけでは十分にＬＤＬコレステロール値をコントロールできない可能性があるのと、何より、過剰な内臓脂肪によって高血圧や高血糖などが重なるメタボの状態は、動脈硬化を進めてしまうからです。生活習慣も見直さなければ、動脈硬化を止められないのです。

治療が開始され、ＬＤＬコレステロール値が下がってくれれば、心筋梗塞のリスクは下がりますが、それで安心して治療を放置したり、偏った食生活に戻ったりすると、再び心筋梗塞のリスクは高まってしまいます。Ｆさんのようにメタボではない ＦＨでも、薬を飲みながら定期的な検査の結果をチェックし、生活習慣に注意していくことが大切になります。もちろん、体重の増減だけで判断してはいけません。

自分がＦＨとご存じない方はまだまだ多くいらっしゃいます。特に昔の健診では、総コレステロール値だけが検査項目になっていたため、ＦＨかどうかを判断するのが難しかったようです。ですから、自分がＦＨだとわかったら、ぜひご両親やお子さんにも検査を勧めてください。

もし、お子さんがＦＨだった場合、飽和脂肪酸やコレステロールの多い「ＬＤＬコレステロールを上げる食品」を食べ過ぎないように、子どものうちから生活環境をつくっておく必要があります。子どもたちに大人気の卵焼きも、毎日お弁当に入れるのは控えたほうがよく、胆汁酸として腸内に分泌されたコレステロールの再吸収を阻害してくれる食物繊維を毎日しっかりとるような食習慣が身につくよう、メニューを考えてあげることも大切です。

【このケースからわかること】

・「家族性高コレステロール血症（ＦＨ）」とは、遺伝によって起こる高ＬＤＬコレステロール血症のこと
・子どもの頃からＬＤＬコレステロールが高いＦＨの人は、心筋梗塞や狭心症など命にかかわる冠動脈疾患を起こすリスクがとても高い
・ＦＨとメタボが合併している場合は、生活習慣の改善で内臓脂肪を落とすことも大切

第4章

一生使える体づくりのための食事・運動のヒント

1 「血管をいかに守るか」が寿命に大きく影響

●今の85歳の健康状態は1950年の70歳と同じ!?

最近は、「人生100年時代」といわれており、実際に100歳以上の人は年々増え続けています。2022年9月の時点で100歳以上の人は9万526人。前年より4016人増えて、ついに9万人を超えました。1980年までは1000人いなかったそうですから、すごい勢いで増えています。もはや100歳まで生きるのは珍しいことではなくなりました。

寿命が延びると、年齢の印象も変わってきます。昭和の時代は還暦を迎えるとお年寄りという感じでしたが、今の60代にはそんなイメージは全然なく、まだまだ現役という方がほとんどです。それは見た目だけのことではありません。

同じ年に生まれた集団が加齢に伴ってどれだけ人口が減るかを調べた国内のデータがあります（＊1）。1950年に調べた結果では、男性は60歳を過ぎると人口が減り始め、70歳になると半分に減っていました。それが2015年になると、60代では集団の人口はほとんど減らず、75歳くらいから減り始めて、人口が半減するのは80代半ばです。

つまり、**今の85歳の健康状態は1950年の70歳くらい**といえるかもしれません。

一方、**加齢によってどれだけ身体機能が下がるか**を調べた海外の研究もあります（＊2）。1959年の時点で、70歳の生理機能が30歳と比べてどれだけ下がっているかを見たものです。当時の70歳のデータですから、今の85歳くらいと考えていいでしょう。

まず、熱いものに触って熱いと感じるような「神経の伝達速度」は、10%ほどしか下がりません。「基礎代謝」はもちろん下がるのですが、30歳のときの85%程度に維持されます。**大きく下がるのは「肺活量」**で、約60%まで落ちます。もう1つ、私が注目したいのは**「腎臓の血流量」**。これは肺活量より大きく、半分近くまで下がります。血流量が減るので、腎機能を示すeGFRももちろん下がっています。

＊1 Dokkyo Journal of Medical Sciences. 2017; 44(3): 257-63.
＊2 Q Rev Biol. 1959; 34(2): 117-42.

腎臓というのは血管の塊といってよいでしょう。また、すでにお話ししたように、腎臓の血管は、Uターンしたり、直角につながっていたりする特徴を持つ、脳や心臓の冠動脈の血管と形状が似ています。その腎臓の血流量が落ちたり、eGFRが低下したりする変化があるということは、脳や心臓の血管も同じようにダメージを受けて傷んでいる可能性が高いということです。

血管には痛みを感じる神経がないので、どんなにダメージを受けても痛くもかゆくもありません。そのため変化に気づきにくいのですが、実は血管は老化と大きく関係しています。つまり、**「血管をどのように守るか」が寿命に大きく影響してくる**のです。

そして、どのような生活習慣を選択するかによって、動脈硬化を加速させたり、緩やかにさせたりすることができます。そのヒントをくれるのが「健康診断のデータ」です。

●健康診断の結果からどんなことがわかる？

第1章でもお話しした通り、健康診断などの結果表を見るとき、**単に「基準値から外れているか」しか見ないのはとてももったいない**といえます。自分のどこに問題があるか知ることはもちろん重要ですが、単に良いか悪いかではなく、「数値がどう変化してきたのか」を振り返りながら、これまでにどこの臓器にダメージを与えていたのかを考え、そうした状態が続かないよう、軌道修正するための方法を考えることがポイントになります。

血圧がずっと高いのならできるだけ早く血圧を下げて血管に対するダメージを取り除いたほうがいいですし、**血糖値**が高い状態だと血管壁に炎症が起こるため、放置すると知らぬ間に動脈硬化が進み、脳卒中や心筋梗塞を発症しかねません。

LDLコレステロールも多くの人が「健康診断で引っかかる」項目でしょう。血圧や血糖値と同じく、LDLコレステロールが高くなっても自覚症状はまったくありませんが、決して軽く考えるべきではありません。

LDLコレステロールを高値のまま放置すると、血液中で酸化LDLになります。これはいわば老廃物ですので、血液中に増えると、そこに集まったマクロファージという免疫細胞に取り込まれ、血管壁に潜り込んでコブ（プラーク）ができます。

この血管壁にたまったコレステロールは取り除くことができません。そのコブが何かのはずみで破れると、血管壁からの出血を止めようと働く血液の凝固機能があだとなって、血管内に血栓（血の塊）ができてしまい、結果として血管が詰まって心筋梗塞などにつながります。

血液中のＬＤＬコレステロールが減ると、コブが硬くなって破れにくくなることがわかっています。そのためＬＤＬコレステロールが高い人はスタチンなどの薬で数値を下げることが重要になるわけです。

でも薬だけで確実に心筋梗塞を予防できるわけではないので、それとともにＬＤＬコレステロールを上げない生活習慣を身につけることが必要になります。コレステロールや飽和脂肪酸の多い食品を減らしましょう。

そうやって自分の血管を元気にできれば、全身の細胞に必要な栄養素を血液で届け続けられるため、いつまでも健康でいられるわけです。

では、自分の血管はどういう状態なのでしょうか？ 血管を取り出して調べることはできませんが、第1章でもお話ししたように、**健康診断の結果を見れば血管の状態を推測できます**。ですから、健康診断の結果を自分で見て判断し、生活習慣の改善に生かしていくことがとても重要になるのです。

2 ミドルエイジの「生活習慣」が老後を決める

●認知症の原因となる脳のゴミは50〜60代からたまり始める

誰もが避けたいと思っている「認知症」。これも年を取ってから突然始まるわけではありません。アルツハイマー型認知症の原因といわれるアミロイドβというたんぱく質は、いわば脳の老廃物で、20年以上かけて脳にたまっていきます。つまり、**70〜80代の認知症の原因の脳のゴミは、50〜60代からたまり始める**わけです。

みなさん、定年退職などで現役をリタイアしてから健康のことを考えるのですが、むしろ「リタイアする前から考える」ことが大事なのです。このアミロイドβは、血管を通じて排泄されます。しかし、動脈硬化が進むと、脳のゴミがスムーズに排泄されず、たまりやすくなり、ひいては、記憶や学習に悪影響が出ます。

これを防ぐために、健康診断の結果で、腹囲やＢＭＩ、血圧、血糖値、ＬＤＬコレステロールなどが基準値を超えていたり、または徐々に上昇してきたりしている場合に、ぜひ取り組んでほしい生活習慣があります。

１つは「**運動**」です。運動には体脂肪を燃やして体重を減らす効果もありますが、それ以上に、全身に血液を巡らせる効果があります。流れが良くなれば細胞の隅々まで必要な栄養や酸素を届けることができるし、不要なゴミも排泄されるでしょう。

群馬県中之条町の65歳以上の住民５０００人を対象に日常の身体活動と病気予防との関係を調べている「中之条研究」によると、**糖尿病予防には1日5000歩以上、認知症予防には1日8000歩以上で効果が期待できる**そうです。

年齢を重ね、リタイアしてから運動しようとしても、筋肉量が減ってしまっていては思うように体を動かせません。腰や膝などの関節に痛みがあっても動きづらいでしょう。高齢になっても運動を続けるためには、高齢期に入る前からの身体活動の習慣が鍵となります。背もたれに頼らずに椅子に座る姿勢がつらくないか、片足立ちで靴下をはけるかなど、生活のいろいろな場面で自分の筋肉をチェックしてみてください。

1日1回は階段を上る生活をしているでしょうか。筋肉の細胞は負荷をかけて使わないと、どんどんやせてしまいます。例えば、職場で階段を使って異なる階のトイレに行くなど、日常でできることを取り入れてほしいと思います。

また、関節を守るために、若いうちこそ肥満を避けなければいけません。重要なことは、**現役世代である50〜60代の運動習慣が、20年後を決める**ということです。

動脈硬化は痛くもかゆくもないのが特徴ですが、だからこそ、予防するための行動を取れるかどうかが大事。予防のために食事や運動に注意を払うことは、どれだけ自分の人生の時間を大切にしたいと思っているかと同じことです。

今、階段を上るか、エレベーターに乗るか。お酒の後のラーメンを食べるか否か。スイーツを買って帰るか、今度にするか。私たちは毎日何度も試されていると思います。

今は1日の歩数をスマホが記録してくれる時代です。セルフモニタリングは生活習慣の改善や維持にとても重要なので、スマホのアプリを利用するのも良い方法だと思います。実際、毎日の歩数がわかると「今日は少ないな。もうちょっと歩いておくか」という気分になるものです。便利なアプリはいろいろあるので、ぜひ探してみてください。

●緑黄色野菜、キノコ、海藻類を毎日食べる

健康診断のデータを参考に、**「血管障害の進行を防ぐための食生活」**にすることも重要です。

例えば、LDLコレステロールが高い人は、コレステロールや飽和脂肪酸の多い食べ物を控えることが大切。また、腹囲やBMIが高いうえに、血圧や血糖値がそれぞれちょっとずつ高く、肝機能の数値もやや高く、脂肪肝の可能性がある場合は、「今年は体重を5%減らそう」などと目標を立てましょう。メタボの人は体重を5%減らすと、すべての数値が改善します。

体重（kg）×0・05＝今年の減量目標（kg）

という具合です。

「あれもこれもしよう」と思うと長続きしないので、複数のことを同時に行う自信のない人は、まずは「減量だけ」とか、LDLコレステロールが高い人なら「卵は1日1個にすることだけ意識してみよう」などとポイントを絞って始めるのもいいでしょう。

生活習慣の改善ポイントは人によって違いますが、はっきりとわからない場合もあるかもしれません。その場合、私が多くの人に勧めたいのは、さまざまな食べ物をバランス良く食べるために、食品を4つの群に分ける方法です。詳細は227ページから紹介します。

さまざまな栄養素がある中で、あえて1つこれだけは意識してとってほしいのが、不足している人が多く、さまざまな数値の改善につながりやすい「**食物繊維**」です。具体的には「**緑黄色野菜、キノコ、海藻類**」を毎日必ず食べるようにしましょう。

しっかり食物繊維をとると、血糖値やLDLコレステロールの数値が改善するほか、大腸がんのリスクが下がり、今話題の腸内細菌を整えるなど、いろいろなメリットがあります。「動脈硬化性疾患予防ガイドライン2022年版」には「生活習慣病の重症化予防に、1日25g以上の食物繊維の摂取が勧められる」と書かれているのですが、「2019年国民健康・栄養調査」によると、1日当たりの日本人の食物繊維の平均摂取量は、男性19・4g、女性17・5gでした。

毎日25g以上とろうと思うと、キノコや海藻類を食べなければ難しいでしょう。これらの食品をぜひ、意識してとってほしいと思います。私はいつも、鍋物のときはえのきや椎茸をたくさん入れるようにし、カレーを作るときにも、しめじをどっさり入れています。

3 「体に良い」も過ぎると「体に悪い」になる場合がある

「体に良い」特定の食品ではなく、多様な食品をバランス良く食べよう

みなさんに知っていただきたいのは「**食べてはいけないものなんてない**」ということです。

砂糖だって、脂肪だって、アルコールだって、決してとってはいけないわけではありません。**問題は「量」**なのです。

多くの食品は体に有用な栄養素を含んでいますが、とり過ぎると良くない成分もあります。例えば、塩分をとり過ぎると循環血液量を増やすなどして血圧が上がりますし、糖分

をとり過ぎるとインスリンによる血糖コントロールが追い付かず、血糖値が上がります。コレステロールや飽和脂肪酸をとり過ぎるとLDLコレステロールが上がります。

ただ、食事の際にコレステロールが多いものを食べたからといって、すぐに高コレステロール血症になるわけではありません。私たちの体は、いろいろな食事からとった栄養素を、肝臓で必要な形につくり替えたりして、全身の細胞に送り届けます。そして、体に不要なものは捨て、余った大切なものは備蓄しておくという仕組みが備わっており、絶えず血液中に過不足が生じないよう調整しています。

この、体の内部環境を一定のバランスに保つ機能のことを、「**恒常性**（ホメオスタシス）」といいます。これにより、体に良くないものを食べても、何とか帳尻を合わせてくれるのです。

しかし、偏った生活習慣や加齢によって、徐々に恒常性の機能は破綻していきます。例えば、糖が多いものばかり食べ続けていると、インスリンがどんどん分泌され、結果としてインスリンをつくる膵臓のβ細胞が疲れて機能が低下し、やがては糖尿病になってしまいます。

健康診断のデータは、病気の有無だけでなく、偏った生活習慣の結果によって生じた血液中のさまざまな物質量の変化を数字で表してくれます。糖分の多いものをとり続けて、ついに糖を処理できなくなってくると、血糖値やHbA1cが上がってきます。また、毎晩、多量の飲酒が続くと、肝細胞が傷んで、肝機能の検査値が上昇してきます。つまり健康診断の結果は、**「データに表れるほど自分の生活習慣が偏っているかどうか」**をチェックするための貴重な情報ともいえます。

●いくら体に良くても、特定の食品ばかり食べ過ぎると問題が

テレビで「こんな食品が健康に良い」「こんな食品が健康に悪い」などと言われると、多くの人がその情報に飛びつきます。その情報自体に間違いはなくても、それが「自分に必要な情報なのかどうか」は別問題です。LDLコレステロールが高くない人は、食品のコレステロール量をそれほど気にしなくても大丈夫ですし、血圧が高くないのにストイックに塩分制限を行う必要はありません。

もちろん塩分はできるだけ控えたほうがいいですし、コレステロールもとり過ぎないほ

うがいいでしょう。ですが、健康に良いといわれることを「すべてやる」のではなく、「自分に何が必要か」を判断することが大切です。

以前、私が保健指導をしていた頃、テレビや雑誌などで「ココアが健康に良い」と盛んにいわれ、多くの人が一斉にスーパーマーケットにココアを買いに行くほどのココアブームがありました。

そして、多くの方が砂糖入りのココアを飲み続けたのでしょうね。実はその頃、健康診断の結果でHbA1cがわずかに上がった人が多く見られました。

ココアのポリフェノールや食物繊維は確かに体に良いかもしれません。しかしそれでHbA1cを上げ、動脈硬化を進めてしまったら、その努力は台無しだと思いませんか？

ほかにも、骨粗しょう症の予防のためカルシウムをとろうと**小魚をたくさん食べた結果、コレステロールが上がってしまう**人は珍しくありません。小魚は内臓も含めて丸ごと食べられるので、意外にコレステロールが多いのです。同じく、骨粗しょう症予防にカルシウム含有量を通常より増やしたタイプのウエハースを食べ過ぎて、腎動脈硬化などの影響から腎機能の低下が見られた人もいました。

いくら体に良いと言われる食品でも、それればかり食べていると別のところに問題が出てくるのです。

コレステロールの高い人がコレステロールを下げる食品を探すのはいいのですが、一般に「体に良い」とされる特定の食品に、みんなが飛びつくのは極めてナンセンスだと思います。

自分の体を知るために健康診断のデータを活用し、自分の体のウィークポイントがどこなのかを知りましょう。

同じような食生活をしていても、血糖値やコレステロールが上がりやすい人と上がりにくい人がいます。それこそが体質であり、個人差です。

自分のウィークポイントをしっかり理解した上で、どういう食品や身体活動を取り入れるべきか考えることが大切です。

4 血液のデータを「美しく」する食べ方の秘訣

●毎日必ずとりたい食品は？

食生活で大切なのは「体に良い」特定の食品ではなく、いろいろな食品をバランス良く食べることです。そうすることで必要な栄養素をとることができ、特定の栄養素のとり過ぎも防げます。

バランスの良い食事のために、食べるべき食品と、それぞれの目安量を知っておきましょう。健康診断の結果でいくつか基準値超えがある人でも、これに従って食事をしていると血液のデータが「美しく」なることが期待できます。

この食事法は、女子栄養大学の創設者・香川綾先生が提唱した「四群点数法」をアレンジしたもので、次のように、食品を大きく4群に分けて考えます。

【毎日とるべき4種類の食品群】

1群…乳・乳製品、卵
2群…肉、魚、豆・豆製品
3群…野菜、イモ類、果物、キノコ、海藻
4群…穀物、砂糖、油脂

1群は「**乳・乳製品、卵**」です。私たちの体にとって重要な栄養素であるたんぱく質は20種類のアミノ酸から構成されています。その20種類のアミノ酸のうち、体内でつくることはできず外からとらなければいけない9種類のアミノ酸を「必須アミノ酸」といいます。牛乳や卵はこの9種類の必須アミノ酸をバランス良く含む食品の代表です。

2群は「**肉、魚、豆・豆製品**」。たんぱく質を多く含む食品群で、これらも必須アミノ酸をバランス良く含みます。この1群と2群が主なおかずになります。

四群点数法をもとにした計算から、これらは1日の目安量が決まっていて、**牛乳は200mL、卵はMサイズ1個、肉と魚は各50～100gくらい**です。魚50gの目安は2

分の1切れ、刺し身なら1人前くらいになります。**豆・豆製品は、豆腐なら3分の1から4分の1丁（110g）**です。

なお、たんぱく質の1日の摂取目標量は、性別や身体活動量によって異なり、男性の方が女性より多くなっています。ただ、日々の生活ではたんぱく質の量を測定して摂取するわけではないため、継続しやすい目安量として、ここではこのように表現しています。

1日3食の食事では、この1群と2群、すなわち乳・乳製品、卵、肉、魚、豆・豆製品の5種類を1つずつ振り分けていきます。

例えば、朝食に牛乳を飲んで目玉焼きを食べたら、それで1日の牛乳と卵は終わり。昼はサケの切り身が入ったお弁当を食べて、それで魚は終わり。夜は残りの肉と豆・豆製品です。居酒屋で焼き鳥と枝豆というのでも構いません。また、朝は和食で焼き魚と豆腐の味噌汁を食べたら、残りは乳・乳製品、卵、肉です。ランチは卵サンドと牛乳にして、夜に肉を食べるという具合になります。

肉と魚はどちらか一方ではなく、両方とも毎日1回ずつ食べてほしいと思っています。

このように5種類の食品を3食に振り分けて、それぞれに野菜と主食をつけましょう。

●1〜3群の目安量は成人なら基本的にほぼ同じ

3群は「**野菜、イモ類、果物、キノコ、海藻**」です。野菜の1日の目安量は、350g以上で、その内訳は緑黄色野菜120g以上と淡色野菜。火を通せば小さくなるので大した量ではないのですが、それでも1食で食べ切るには結構な量であり、「毎食必ず野菜を食べる」というのは意識しないとなかなかできないかもしれません。

イモ類と果物はそれぞれ1日1回食べます。ジャガイモなら1個、ミカンなら2個、キウイなら1個、バナナは1本、リンゴやグレープフルーツは半分です。イモ類や果物はおろそかにしがちですが、どちらも1日のどこかで必ず食べましょう。さらに、少しずつでいいのでキノコと海藻も1日1回は食べるようにしましょう。

すると、3群だけでもトータルではかなりの量を食べないといけません。炭水化物やたんぱく質に偏った食生活ではなく、このように「たくさんの種類」を食べることが重要なのです。

1群から3群までの目安量は、男性でも女性でも、若者でも高齢者でも、健康な成人

1日に食べるべき食品とその目安

群	食品		目安量	
1群	乳・乳製品		牛乳なら1本	200mL
1群	卵		Mサイズ1個	50g
2群	魚		1/2切れ〜1切れ	50〜100g
2群	肉		薄切り肉2-3枚〜4-6枚	50〜100g
2群	豆・豆製品		豆腐なら1/3丁~1/4丁	110g
3群	野菜	緑黄色	ピーマン、トマトなど120g	350g
3群	野菜	淡色	キャベツ、大根など	
3群	イモ類		ジャガイモなら中1個	100g
3群	果物		リンゴなら1/2個	80kcal
3群	キノコ		しいたけ、えのきなど	50g
3群	海藻		わかめ、ひじきなど	50g
4群	砂糖		大さじ1杯	10g
4群	油脂		個人により異なる	
4群	穀物		個人により異なる	

ならみんなほぼ同じと考えてよいでしょう。

最後の4群は「**穀物、砂糖、油脂**」です。この4群の目安量は年齢や体格によって変わってきます。

食事の席に若い人がいると、よく「若いんだからもっと肉を食べろ」などと言いますよね。若い人は代謝が良いので太りにくいのは確かですが、成人の場合、20代でも60代でも必要なたんぱく質の量はそれほど大きくは変わりません。高齢者は吸収が落ちるので、むしろ若者よりたくさん肉を食べたほうがいいくらいです。

成長期の子どもは、細胞を増やすため

に多くのたんぱく質をとらないといけませんが、20歳を過ぎた大人は、傷んだところを修復する材料を補えればいいので、そんなにたんぱく質はいらないのです。

●いろいろな食品をとることで栄養素のバランスをとる

いろいろな食品をとることが大切なのは、それぞれの食品群に特徴的な栄養素があるから。**1つの食品に偏り過ぎると、必要な栄養素を十分にとることが難しくなったり、逆にとり過ぎてしまったりする**のです。

例えば、最近、腸内細菌研究で注目されている食物繊維は、血糖値の急上昇や腸内でのコレステロールの再吸収を抑える働きがあり、重要な栄養素の1つです。しかし、1日当たりの目標量は、成人女性18g以上、成人男性21g以上で、これを1つの食品からとろうとするのは難しいですよね。野菜350g以上に加え、イモ類、キノコ、海藻をバランス良く食べると、目標量を満たしやすくなります。

また、コレステロールや飽和脂肪酸を多く含む食品は、1群と2群に集中しています。ですから1群と2群を食べ過ぎると、血中のLDLコレステロールが上がってしまいます。たんぱく質やカルシウムをとろうと思って牛乳を飲み過ぎたり、肉を食べ過ぎたりすると、飽和脂肪酸のとり過ぎでコレステロールが上がってしまうわけです。野菜にだって、カルシウムやたんぱく質が入っています。必要なたんぱく質やカルシウムをとる一方で、コレステロールや飽和脂肪酸をとり過ぎない量としてお勧めなのが、牛乳なら２００mL、肉と魚なら50～１００g以内なのです。

果物は、カリウムやビタミンＣが豊富で体に良いのですが、糖質も多いので、とり過ぎると血糖値が上がってしまいます。果物に含まれる果糖は、中性脂肪を上げる作用が強いという側面もあります。

１～４群の食品の中で特に食事のメニューから抜けがちなのは、キノコと海藻です。これらをとらないと、結果的に食物繊維やカルシウムが足りなくなってしまいます。少しずつで構わないので、毎日食べるようにしてください。

5 自分が食べてもいいご飯の量を知る方法

●必要な「エネルギー所要量」は1人ずつ違う

年齢や性別を問わず目安量がほぼ同じ1～3群に対して、主食を含む4群は体格や年齢によって必要な目安量が変わってきます。

それでは、「あなたが1日に食べてもいいご飯の量」はどのくらいでしょうか。食べるべきご飯の重さを計算するためには、まず自分の「基礎代謝量」を求めます。基礎代謝とは、呼吸や消化など、体を動かさずにじっとしていても1日に最低限必要になるエネルギーです。これは自分の目標とする体重、またはBMIから見た自分の標準体重（kg）×「基礎代謝基準値」（kcal）で計算できます。

基礎代謝基準値(kcal)

年齢	男性	女性
1〜2歳	61.0	59.7
18〜29歳	23.7	22.1
30〜49歳	22.5	21.9
50〜64歳	21.8	20.7
65〜74歳	21.6	20.7
75歳以上	21.5	20.7

「日本人の食事摂取基準2020年版」より

目標体重（標準体重）×基礎代謝基準値
＝基礎代謝量

標準体重とは、BMIが22のときの体重で、身長（m）×身長（m）×22で計算できます。

基礎代謝基準値とは、体重1kg当たり1日の基礎代謝に必要となるエネルギーのことで、「日本人の食事摂取基準2020年版」に載っています。例えば1〜2歳の乳幼児（男児）の場合、1日に体重1kg当たり61kcalが燃焼します。それに対して、18〜29歳の男性は1kg当たり23・7kcal、30〜49歳は22・5kcal、50〜64歳は21・

8 kcal、65～74歳は21・6 kcalと、年齢を重ねるとともに基礎代謝量は落ちていきます。だから年を取るとやせにくくなるわけですね。

ここで、ダイエットで65 kgを目標にしているメタボ気味の50歳男性を例に取って基礎代謝量を計算してみましょう。

65 kg（目標体重）× 21・8 kcal（基礎代謝基準値）＝ 1417 kcal（基礎代謝量）

この数字に「生活活動強度の指数」をかけると、1日に必要な「エネルギー所要量」が出ます。

生活活動強度とは、その人が普段の生活でどれくらいの身体活動を行っているか、ということです。1日24時間のうち、12時間くらいは寝るか座っていて、1時間程度は散歩や買い物など比較的ゆっくりと歩行している人の生活活動強度は「I（低い）」で、その指数は1・3になります。

通勤や仕事などで2時間程度の歩行や乗車を行うほか、家事など立位での作業も比較的多いものの、大部分は座っていることが多い人は、生活活動強度が「II（やや低い）」で、

生活活動強度の区分(目安)

生活活動強度	指数	日常生活の内容
Ⅰ (低い)	1.3	散歩、買い物など比較的ゆっくりした1時間程度の歩行のほか、大部分は座位での読書、勉強、談話、また座位や横になってのテレビ、音楽鑑賞などをしている場合。
Ⅱ (やや低い)	1.5	通勤、仕事などで2時間程度の歩行や乗車、接客、家事などで立位での業務が比較的多いほか、大部分は座位での事務、談話などをしている場合。
Ⅲ (適度)	1.7	生活活動強度Ⅱの者が1日1時間程度は速歩やサイクリングなど比較的強い身体活動を行っている場合や、大部分は立位での作業であるが1時間程度は農作業、漁業などの比較的強い作業に従事している場合。
Ⅳ (高い)	1.9	1日のうち1時間程度は激しいトレーニングや木材の運搬、農繁期の農耕作業などのような強い作業に従事している場合。

「第6次改定 日本人の栄養所要量」より

指数は1・5になります。また生活活動強度Ⅱの人が1日1時間程度、速歩やサイクリングを行っている場合、その指数は1・7になります。

つまり、必要なエネルギー所要量は、年齢、体格、活動量によって1人ずつ違ってくるわけです。私なんて1日中パソコンの前に座って、通勤にも車を使っているので、指数は1・1くらいしかないでしょう。普通の方は1・2～1・3くらいだと思います。

生活活動強度の指数を、先ほどの基礎代謝量にかけてみましょう。65kgを目標にしている50歳の男性の生活活動強度の指数が1・3だとすると、1日に必要なエネルギー所要量は次のような結果になります。

1417kcal（基礎代謝量）×1・3（生活活動強度の指数）＝1842kcal（1日のエネルギー所要量）

●食べてもよいご飯の量はこれだけ

ここから、いよいよ「1日のご飯の量（g）」を計算しましょう。摂取するエネルギー全体の60％が炭水化物だと望ましいとされているので、1日のエネルギー所要量に、まず0・6をかけましょう。そして、炭水化物1gは4kcalなので、出てきた数字を4で割ると、1日に必要な炭水化物の量が出ます。65kgが目標でエネルギー所要量が1842kcalの男性なら、「1842×0・6÷4」＝約276gになります。

炭水化物は、ご飯以外に、野菜や果物にも含まれています。野菜や果物をしっかり食べていれば、それらに含まれる炭水化物は80gくらい。さらに、砂糖を10gとっているとして、合わせると90g。これを引いたものが、ご飯でとっていい炭水化物の量になります。1日に必要な炭水化物が276gなら、90gを引いて約186gですね。

次に、これを0・37で割ります。これはご飯に含まれる炭水化物の割合です。すると

「186÷0・37」＝約503gです。これを3で割ったものが1食分のご飯の量になります。この例では、約168gということになります。

さあこれで、ダイエットで65kgを目標にしている50歳男性が食べていいご飯の量が計算できました。

どうでしょう。1食分で168gというのは、思ったより少ないと思いませんか？　パックのご飯は200gくらい入ったものが多いですよね。168gというとお茶碗のサイズによっては1杯分ないかもしれません。標準体型の女性でも、1回にこれくらいは食べていると思います。

けれども、これ以上の炭水化物をとると、そのだぶつきが血液のデータに出てくるということなのです。

ご飯をもっと食べたいと思ったら、運動して身体活動量を増やすしかありません。年齢や性別、身長は変えられないので、自分でコントロールできるのは、体をどれだけ動かすかしかないでしょう。

ほかにできることといえば、後は砂糖を減らすくらいです。

●あまりストイックにならず、週単位で調整しよう

では、ご飯以外の主食である、パンやうどんではどれくらいの量になるのでしょうか？ご飯１００g、つまり、お茶碗軽め1杯分のエネルギーに相当するパンの量は、6枚切りの食パンなら1枚、ロールパンなら1個半。うどんやラーメンなら半玉です。

あまり知られていないのは、餃子の皮。餃子をおかずとして召し上がる方も多いですが、なんと餃子の皮10枚でご飯１００gと同じエネルギーになります。餃子2人前を食べれば、ご飯はいらないということです。

以前、店で売られているお好み焼きを買ってきて、栄養成分を調べたことがありますが、1枚がお茶碗4~5杯分のエネルギーでした。関西人は要注意ですね。

また、ラーメンの替え玉をすると、ご飯４００g分（大盛2杯分）ですから、1食でものすごく炭水化物を食べることになります。その余ったエネルギーは全部、内臓脂肪にため込まれるわけです。

ちなみに炭水化物と同じように、1日にとるべき油（脂質）の量も計算できます。1日

に必要なエネルギー量のうち油は25％、油1gは9kcalなので、1日のエネルギー所要量に0・25をかけて9で割ると、1日に摂取してもいい油の量を計算できます。

油は肉や魚にも含まれているので、その分を30gとすると、先ほど計算した値から30gを引いた数字が、料理で使える油の量です。これより多い場合はとり過ぎで、血糖値や中性脂肪が高くなって、内臓脂肪が増えることになります。

「日本人の食事摂取基準2020年版」には、年齢と性別に応じた栄養素の目標量や推奨量が書いてあります。例えば、50〜64歳のカルシウムの推奨量は男性で737㎎、女性で667㎎です。このように、性別などで目標量や推奨量は多少異なるものの、私がここで紹介した方法を実践すれば、ほとんどの栄養素の必要量を過不足なく満たせるのです。

炭水化物をとり過ぎてはいけないからといって、「ラーメンを食べてはダメ」ということはありません。繰り返しますが、食べていけないものなんてありませんし、あまりストイックに考えると食事の楽しみがなくなってしまいます。ときには会社の同僚と飲みに行ったり、家族で焼肉を食べに行ったりすることもあるでしょう。ラーメンを食べた日は、1回分の主食を抜くなどして、1週間単位で帳尻を合わせれば大丈夫です。

難しく考えずに、ぜひ実行してみてください。

6 できることから始めたい「8つの良い生活習慣」

●研究でわかった健康寿命を延ばす生活習慣は？

私たちのグループは、「8つの良い生活習慣」の効果を調べ、2022年に論文にまとめました。8つの良い生活習慣とは、**「果物を食べる」「魚を食べる」「牛乳を飲む」「運動する」「適切な睡眠時間を取る」「タバコを吸わない」「お酒を飲み過ぎない」「太っていない」**です。

全国から約4万7000人の40〜70代の健診データを集めて分析したところ、8つのうち7つ以上実行している人の40歳時点での平均余命は、男性で46・8年、女性で51・3年でした。つまり男性で87歳、女性は91歳まで生きられることになります。

実践したい「8つの良い生活習慣」

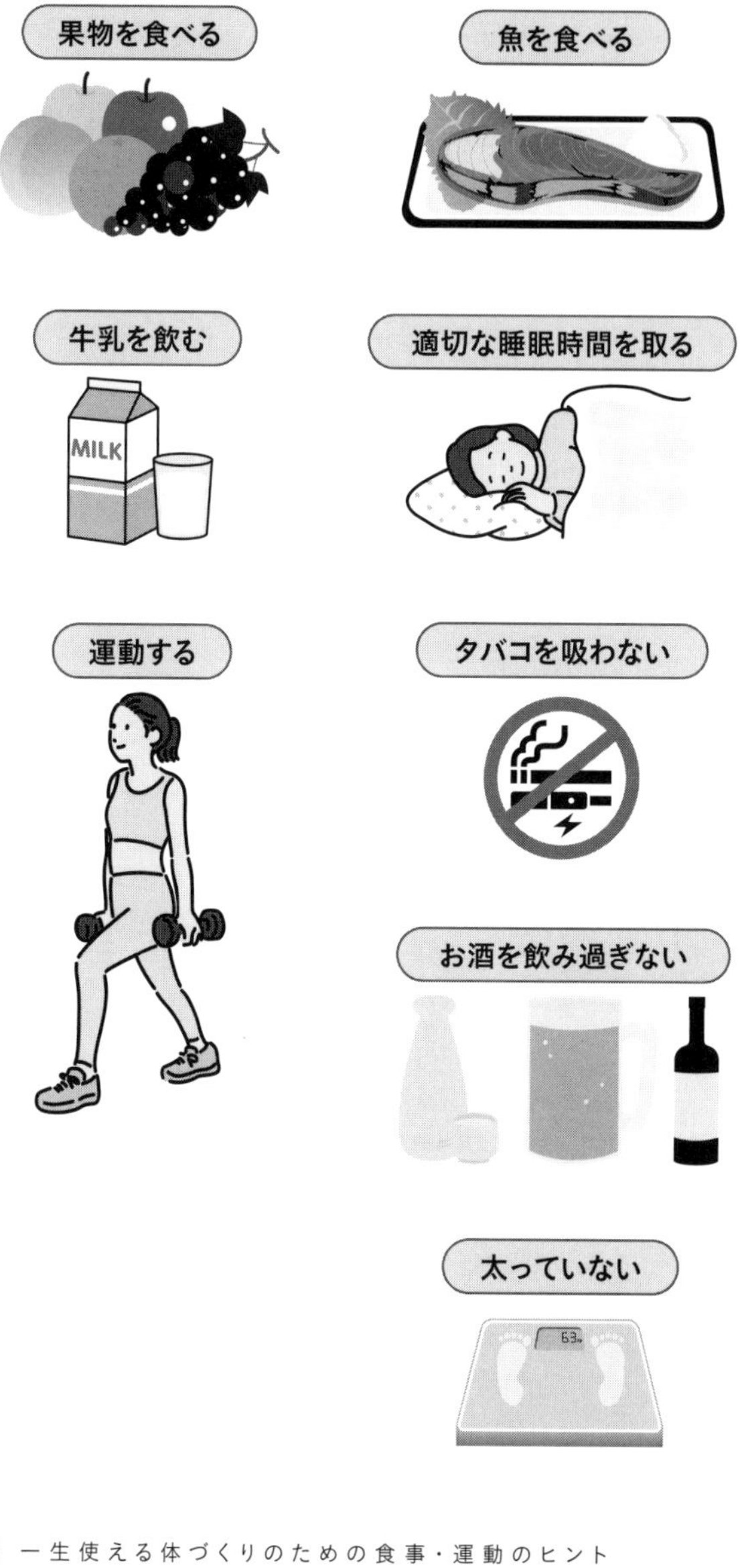
果物を食べる
魚を食べる
牛乳を飲む
MILK
適切な睡眠時間を取る
運動する
タバコを吸わない
お酒を飲み過ぎない
太っていない

良い生活習慣で平均余命が変わる

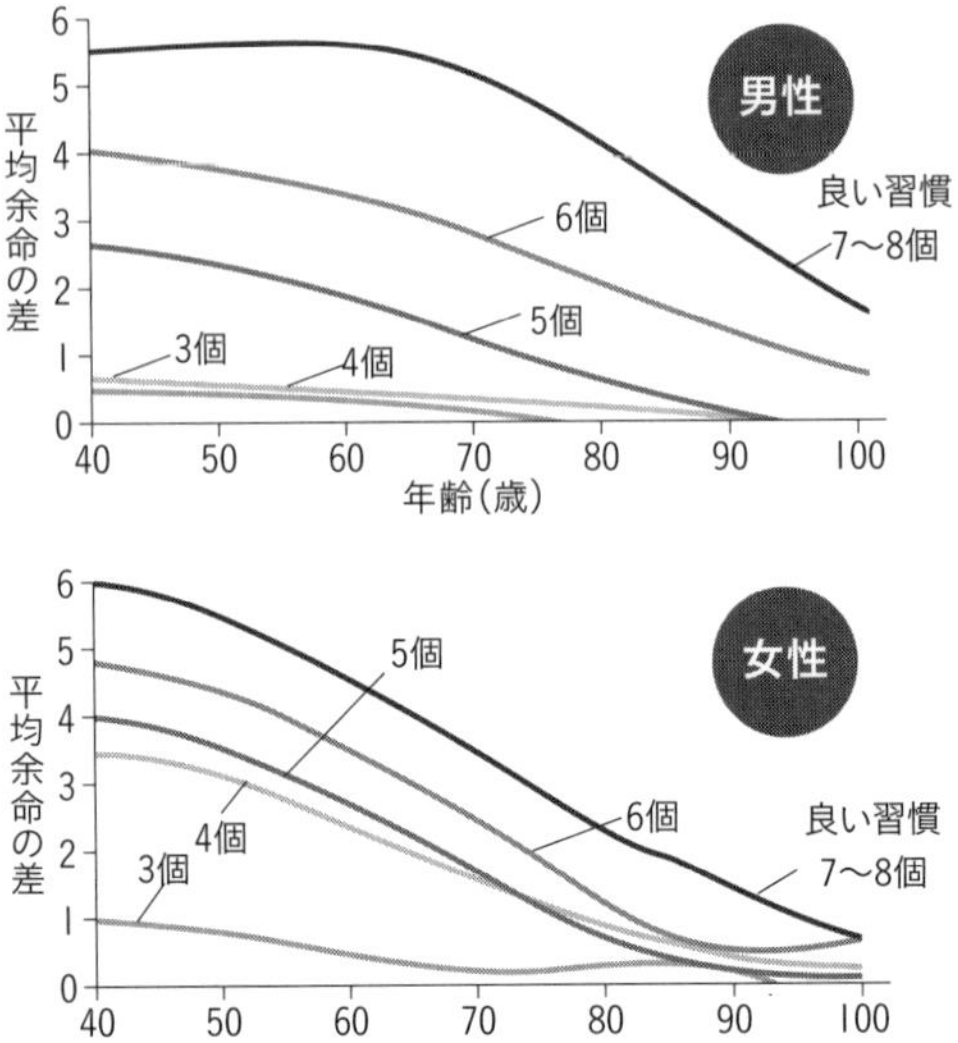

良い生活習慣を多く実践している人ほど平均余命が長い。グラフの縦軸は、良い生活習慣が2個以下の人と比べた平均余命の差。 Age Ageing. 2022; 51(5): afac080.

また、**7つ以上実践している人は、2つ以下しか行っていない人と比べると、余命が5年くらい長い**こともわかりました。それはつまり、「動脈硬化を介して寿命や晩年のQOL（生活の質）が変わる」ということではないか、と私は考えています。「8つの良い生活習慣」を1つでも多く実行されることをお勧めします。

日本では年に1回、定期的に健康診断が受けられます。これは海外ではあまり類のない日本独自の制度です。そこで自分の

「血管の状態」や「血液の状態」をチェックする。それが人生100年時代に求められることだと思います。

いくら医療が進んでも、いったん悪くなってしまった体はなかなか元に戻せません。**脳卒中や心筋梗塞、糖尿病合併症もすべて血管障害によるものですが、その多くが予防可能です。**

血管障害を伴う病気の予防は、生活習慣を変え続けることが最も近道です。そのために活用できる健康系アプリなども豊富になりました。ただし、血管を傷つけない生活習慣を続けようと決意するのは、あなた自身です。

人生100年時代の今、まずは今日をどのように過ごすかが、あなたの未来につながります。応援しています！

第5章

Q&Aで学ぶ健康診断と体のこと

Q1

高齢になったらメタボになってもいい？

「高齢になったら、やせているよりも少し太っているほうがよい」という話を何度か耳にしました。高齢者はメタボになっても気にせず、たくさん食べてよいということでしょうか？

確かに最近、そういった意見をときどき耳にします。「74歳まではメタボ対策、75歳以上はフレイル（虚弱）対策が重要」ともいわれていますね。

フレイルとは、加齢とともに心身の活力（筋力や認知機能など）が低下し、生活の機能が衰え、要介護や死亡のリスクが高くなった状態のこと。食事の量が減ると、足りないエネルギーを補うために筋肉が分解され、筋肉量が減ってしまうので、しっかり食べなければなりません。筋力が低下すると、歩行速度が遅くなって横断歩道を渡り切れなくなったり、ペットボトルのフタを開けられなくなってしまいます。筋肉量が減らないようにするためには、たんぱく質をしっかりとる必要もありますね。

そう聞くと、「高齢になったら、しっかり食べなければならないので、内臓脂肪が増えてメタボになってもいいのでは」と思うかもしれません。でも、やせているのがよくないというのは、筋肉量や皮下脂肪を必要以上に減らしてはいけないという意味であって、メタボになってもいいということではありません。

内臓脂肪が蓄積し、脂肪細胞が大きくなれば、そこから悪玉の生理活性物質が分泌され、代謝障害につながります。「年をとったら少し太っているほうがよい」というのは、筋肉や皮下脂肪の量を増やしましょうという話であって、**内臓脂肪が多いのは高齢者でもやっぱり良くないのです。**

特に、何もしないと加齢とともに筋肉量が減っていくので、筋力を維持することは大切です。さらに、体を動かさずに食べてばかりだと、エネルギーを燃やせないので、どんどん内臓脂肪が増えていきます。高齢になったら、食事の量は減らさずに、きちんと体を動かしましょう。

Q2 血液検査の値に異常がなくても太っていたら減量は必要？

体重は100kg超、腹囲も基準値を超えており、BMIも40以上あります。でも、血液検査では、血糖やコレステロールなどの値は何も問題がありません。それでも、減量を指示されたら、やらなければいけませんか？　現在40歳です。

この方は体重が100kg以上あって、太ってはいるけれど、健康診断の結果からわかる、血糖やコレステロールなど血管障害を進める危険因子はないということですね。お相撲さんにはこういうタイプの方が多いと聞いています。つまり、体脂肪は多いけれど、筋肉量も多く、内臓脂肪は意外と少ないタイプです。現時点の**血液検査で何も問題がないのなら、確かに血管障害を起こすリスクは低い**といえます。

ただ、この方はまだ40歳です。加齢とともに代謝は落ちてくるので、50代くらいから検査結果が悪くなってくる可能性はあります。毎年の健康診断では結果を欠かさずにチェックしましょう。

もう1つ注意したいのは、**40代で過体重の人は、長年にわたって関節に負担をかけたツケが、60〜70代になって腰やひざの痛みとなって現れる**ことが多い点です。

昔は「量的肥満」「質的肥満」という呼び方をしました。量的肥満というのは全体に体脂肪が多くて物理的に体重が重いこと。質的肥満というのは、体脂肪の絶対量は少なくても内臓脂肪蓄積の結果、血管障害を起こしてしまう太り方のことです。この方は前者、典型的な量的肥満ということになります。

量的肥満の人は血管に影響がなくても、毎日たくさんの荷物を背負って歩いているようなものですから、どうしても関節に負担がかかります。年を取ってから腰やひざを痛めると健康寿命が短くなるので、やはりBMIが40以上もある状態は良くありません。今は問題なくても、**先のことを考えると、今のうちに体重を減らす生活習慣を手に入れたほうがいいでしょう**。知らず知らずに食べていたり、身体活動量が少なかったりしていませんか？　ぜひ見直してみましょう。

Q3

いったん高血圧になると、薬が手放せなくなるのでしょうか?

高血圧で、1年以上薬を飲み続けています。いったん高血圧になると、薬はずっと手放せなくなるのでしょうか?

高血圧と診断されて薬を処方された方に、「一生飲み続けなくてはいけないのか」と聞かれることがよくあります。基本的には、その通りです。**高血圧の薬は薬理作用で血圧を下げるだけで、高血圧の原因を治すわけではありません。**

したがって、飲むのをやめると血圧は元に戻り、高くなります。近視や老眼の人が、メガネをはずすと見えにくくなるのと同じです。ただ、薬を飲みながら生活習慣を改善して、やがて薬が必要なくなる方も、まれですがいらっしゃいます。

そもそもなぜ「高血圧の人は薬を飲み続けなければいけない」のでしょうか。

血圧が高い状態が長期間続くと、過剰な圧力がかかることで血管壁が傷み、厚く硬くなり、動脈硬化が進みます。そのまま放置していると、脳卒中や心筋梗塞を起こすリスクが高くなります。高血圧の薬の役割はそれらを防ぐこと。要するに、**高血圧による血管障害で脳卒中や心筋梗塞を起こさないように血圧を下げる薬が処方される**のです。

ただし、高血圧と診断されるとただちに薬が処方されるわけではありません。「高血圧治療ガイドライン２０１９」では、高値血圧では3カ月、高血圧でも1カ月は生活習慣を見直して様子を見ることになっています。それでも下がらなければ、「降圧薬治療の開始を考慮する」と書かれています。

とはいえ、これはほかに危険因子がない人の場合です。「**リスク第三層**」と呼ばれる以下の危険因子に当てはまる人は、高リスク者として、高血圧と診断されたらすぐに薬を飲まなくてはなりません。

【リスク第三層】

・脳卒中や心筋梗塞を起こしたことがある
・非弁膜症性心房細動

・糖尿病
・尿たんぱくのある慢性腎臓病
・リスク第二層の危険因子が3つ以上

ここで、「**リスク第二層**」とは、「**65歳以上**」「**男性**」「**脂質異常症**」「**喫煙者**」の場合です。つまり高血圧以外に病気がなくても、「65歳以上でたばこを吸っている男性」はリスク第三層に当てはまります。

脳卒中や心筋梗塞の危険因子の中には、年齢や性別など変えることができないものもありますが、喫煙、BMI、脂質異常症などは、多くの場合、自分でコントロール可能です。こうしたコントロール可能な危険因子を改善することによって、降圧薬を飲まずに様子を見るという選択もあるかもしれません。

でも、リスクが高い人はやはり薬を飲んだほうが安全だと私は思います。薬を飲むのは面倒くさいし、病人の烙印《らくいん》を押されるようで抵抗を感じるという方もいるかもしれませんが、飲まないでいると、血管や心臓の負担がずっと続くので、いつ脳卒中や心筋梗塞を起こすか分からない「時限爆弾」を抱えて生活しているようなものなのです。

それはあまりにも怖いので、近視や老眼の人がメガネをかけて見えやすくするのと同じような感覚で、血圧の薬を飲むことをお勧めします。

繰り返しになりますが、薬と上手に付き合いながら生活習慣の改善をして、やがて血圧が下がってくれれば、薬の量が減らせたり、飲まなくてもよくなったりすることもあります。がんばってください。

Q4

診察室でだけ血圧が高い「白衣高血圧」は大丈夫？

自宅で測ると正常の血圧なのに、病院の診察室で測ると高くなってしまいます。これを「白衣高血圧」というそうですね。そのように、状況や日によって時々血圧が上がる場合も、血管にダメージを与えて病気につながるリスクがあるのでしょうか？

この本をお読みの方の中にも、いつも血圧が高いわけではなく、日や時間によって時々血圧が高くなる方がいるでしょう。そのような場合、「自分は高血圧ではないから大丈夫」と油断しがちです。確かに、血圧がずっと高い状態はもちろん良くありませんが、実は、**血圧の変動が大きいことも血管にダメージを与えます。**

例えば、上の血圧（収縮期血圧）が130㎜Hg以下の日もあれば、160㎜Hgの日もあるような人は、血管リモデリングが起こって、血管の弾力性が低下している可能性が高いことがわかっています（上の血圧が140㎜Hg以上になると高血圧と診断）。30㎜Hg以上も変動があるわけですね。

若いときは血管が柔軟なので、イラッとして血管が収縮しても、それほど血圧は上がりません。でも血管が硬くなると、イラッとしただけでも血圧が変動しやすくなります。血管壁が硬いと、血管が収縮したときに圧力を吸収できなくなるのです。

変動が大きいという意味では、**病院で測るときだけ血圧が高くなる「白衣高血圧」**もそうです。健康診断などで血圧が高かった人が「家で測るときは低いから私は高血圧ではないんです」とおっしゃることもよくあります。白衣高血圧の人は、慣れない場面だと血圧が上昇してしまう可能性があります。つまり、日常生活において血圧が変動しやすいタイプだということです。このタイプも実は、安心はできません。

実際、白衣高血圧の人でも心血管疾患（脳卒中や心筋梗塞）による死亡リスクが高くなることが研究で確認されています。ぜひ、食事の塩分を控えたり、日常生活でリラックスを心がけたりするなどの対策を取り入れてください。

Q5 高齢者はコレステロールを気にしなくてもよい？

最近読んだ本に「高齢者はコレステロールが高くても気にすることはない」と書いてありました。私は70代で、運動や食べ物のバランスにも気を付けているつもりですが、コレステロールは気にしなくていいのでしょうか。

私は、血管を守るためには、「**高齢者だってコレステロールが高いかどうかを気にしたほうがよい**」と思っています。

ＬＤＬコレステロールが高い状態を長期間放置しておくと、酸化したコレステロールが免疫細胞のマクロファージに取り込まれ、血管の壁に入り込んで血管内に膨らむ「プラーク」をつくります。その結果、動脈硬化が進み、心筋梗塞や狭心症、脳梗塞のリスクが高まります。

こうした血管の変化は一朝一夕で進むものではありません。ですから、例えば70歳頃から急にコレステロール値が高くなったとしても、今日か明日、突然倒れる、とは考えにくく、そうした観点からは、急いで厳格にコントロールしなくてもいい、といった考え方もあるかもしれません。

しかし、今は人生100年時代です。女性では特に、90歳を超える長寿が珍しくありません。もし、**70歳から血中にLDLコレステロールが多いと、20年間のうちに動脈硬化が進む可能性は否定できません。**

この方は「食事のバランスに気を付けている」ということですが、具体的にどのような点に気を付けているかが重要です。LDLコレステロール値をコントロールするには、**コレステロールや飽和脂肪酸が多い食品をとり過ぎない**ようにしなければなりません。牛乳やバター、チーズなど、飽和脂肪酸の多い食品ばかりに偏った食事にならないように気を付けてください。

女性の場合、骨粗しょう症予防にカルシウムを補給しようとして、牛乳をたくさん飲んだり、小魚をとり過ぎたりして、結果的に飽和脂肪酸やコレステロールをとり過ぎ、コレステロール値が上昇していることもあります。

もう1つ、野菜をたくさんとることを「バランスの良い食事」と考えている人もいますが、野菜がコレステロールや飽和脂肪酸の過剰摂取を打ち消してくれるわけではありません。それどころか、高齢者が、野菜を大量に食べ過ぎると、必要な栄養素の吸収を阻害することにつながる場合もあります。「血糖値の急上昇を抑えるために、食物繊維をたくさんとりましょう」といわれていますが、これは食物繊維を多くとることで糖質などの栄養素の吸収が阻害されるから。高齢者は、ただでさえ若い頃に比べて栄養の吸収力が低下しているので、食物繊維のとり過ぎには注意しましょう。

また、健康な人の卵の摂取量上限については「日本人の食事摂取基準2020年版」に明確な記載はありませんが、高LDLコレステロール血症に該当する方は、1日1個までにしたいところ。そうでない人でも、毎日いくつも食べていたらLDLコレステロール値の上昇につながります。卵の摂取量は1日1個までと覚えておいてください。

Q6

ＨＤＬが低い人や遺伝でＬＤＬが高い人の対策は？

善玉のＨＤＬコレステロールが低い人は、どのように対策をしたらいいのでしょうか。また、遺伝的に高コレステロールの人の対策も教えてください。

ＨＤＬコレステロールが低いタイプの脂質異常症には、運動が有効です。運動すると、中性脂肪が減り、その結果、ＨＤＬコレステロールが上がります。

ＨＤＬコレステロールと中性脂肪はシーソーのような関係にあり、中性脂肪が増えればＨＤＬコレステロールは減り、中性脂肪が減ればＨＤＬコレステロールが増えるという仕組みになっています。ごくシンプルに説明すると、中性脂肪が代謝されるときにできる「カス」からＨＤＬコレステロールがつくられるので、中性脂肪が燃えて使われるとＨＤＬコレステロールが増えるわけです。

そのため、ＨＤＬコレステロールが低い人は、十中八九、中性脂肪が高くなっています。

一方、食事でコレステロールをそんなにとっていないのにＬＤＬコレステロールの数値が異様に高い人がいます。これは遺伝が原因であることが多く、その代表的な病気が**「家族性高コレステロール血症（ＦＨ）」**です。日本では２００～５００人に１人の割合とされています。

細胞膜などの材料として使われずに血液中に余ったＬＤＬコレステロールは、全身から回収され、通常、肝臓に運ばれて処理されるのですが、そのＬＤＬコレステロールを肝臓で受け取る受容体の遺伝子に異常があると、せっかく回収されてもＬＤＬコレステロールが肝臓に取り込まれず、血液中にあふれてしまいます。

こういう人は、子どもの頃からＬＤＬコレステロールの数値が高いため、早くから動脈硬化が進み、心筋梗塞などの発症や死亡のリスクが上がってしまいます。

一般にＬＤＬコレステロールが１８０㎎／dL以上あって、２親等以内の血族に家族性高コレステロール血症の人がいるなど、いくつかの特有の所見があると、家族性高コレステロール血症と診断されます。こういう人は食事を制限しても劇的にＬＤＬコレステロールが下がることはないので、薬を飲むしかありません。

LDLコレステロールは、いわゆる体質の影響が大きく、家族性高コレステロール血症と診断される値ではなくても、生まれつき高くて食事に注意してもなかなか下がらないということは珍しくありません。生活習慣で改善しない場合、やはり早めに薬を飲んで数値を下げることが大切です。

Q7

食事のコレステロールは影響がないと聞いたのですが…

食事でとったコレステロールと血中の濃度に因果関係が認められないので、米国ではコレステロール摂取量の基準値を廃止した、と聞いたのですが、それは本当なのでしょうか？

おっしゃる通り、米国の食品医薬品局（FDA）は、コレステロール摂取量の上限を食事摂取のガイドラインから外しました。その影響もあって、日本の厚生労働省の「日本人の食事摂取基準2015年版」では、コレステロールの上限が外されました。

それで誤解されることも多いのですが、上限が外されたのははっきりした数値を決めるのが難しいという理由からで、**「いくらとってもいい」というわけではありません。**

実際、その後、心筋梗塞など冠動脈疾患が増えたという報告もあって、「日本人の食事摂取基準2020年版」では、脂質異常症の重症化予防の目的からは、1日200mg未満にとどめることが望ましい、と記載されています。米国脂質学会も、高LDLコレステロール血症の人は食事性コレステロールの摂取を1日200mgにするよう推奨していますす。

「日本人の食事摂取基準2020年版」に具体的にどのように書いてあるかをもう少し詳しく紹介しますと、まず「経口摂取されるコレステロールは体内で作られるコレステロールのおよそ1/3~1/7である」「循環器疾患予防（発症予防）の観点からは目標量（上限）を設けるのは難しいと考え、設定しないこととした」とあります。しかし、「これは許容されるコレステロール摂取量に上限が存在しないことを保証するものではない」と続きます。

同じく、「動脈硬化性疾患予防ガイドライン2022年版」でも、高LDLコレステロール血症（LDLコレステロールが140mg/dL以上の状態）の人はコレステロールの摂取を「1日200mg未満」にすることを推奨しています。

つまり、上限がなくなったのは健康な人の場合であり、それもはっきりした上限を決めるのが難しいという理由からで、いくらとっても大丈夫という意味ではありません。そして、高LDLコレステロール血症の人は「1日200mg」が上限になっているわけです。

確かにコレステロールは食事よりも体内で合成される量のほうが多いのですが、それでも3分の1から7分の1は食事から入ってきます。だから、**「食事のコレステロールは関係ない」という理解は間違い**です。

Q8

血糖値を気にしている人のお酒の選び方は？

血糖値が高めです。お酒を飲むときは、ビールや日本酒、ワイン、ウイスキーなどのうち、どの種類を選ぶといいでしょうか。

お酒に砂糖は入っていませんが、ビールや日本酒のような醸造酒には糖質が含まれています。「ビール腹」でおなかが出るのは、含まれている糖が中性脂肪につくり替えられて内臓脂肪になるためです。

血糖値を気にするなら、ウイスキーや焼酎など糖質が入ってない蒸留酒がいいでしょう。アルコールは体内で分解される過程で中性脂肪ができるので、アルコール度数の高い蒸留酒は中性脂肪が上がりやすくなりますが、水や炭酸水で割って度数を低くするなら、醸造酒よりは良いと思います。

ただし、**飲食店で出されるチューハイや、市販のチューハイには、かなり甘味料が含まれる**ことも多いので、飲み過ぎないようにしたり、甘味料が入っていないものを選ぶようにしましょう。

もっとも、お酒だけで血糖値が上がっている人は、あまり見たことがありません。男女を問わず、血糖値が高い人はやはり、甘い物やご飯が好きなことが多いようです。血糖値が気になるなら、やはり食事全般に気を付けてください。

Q9

酒量を減らしたのにγ-GTPが大幅に上昇、断酒が必要？

意識して飲酒量を減らしたにもかかわらず、昨年よりもγ-GTPの数値が大幅に悪化してしまいました。断酒しないと改善しませんか？　BMIは24・2です。

BMIが24・2ということは、「肥満」ではありませんが、肥満気味であることは否定できません。すると**γ-GTPが上がった原因はアルコールだけではなく、食事なのかもしれません**。また、サプリやドリンク剤など、毎日何気なく飲んでいるものが肝臓の仕事を増やし、肝機能を低下させる原因になっている可能性もあります。1年前に比べてお酒以外の食生活で変わったことはないか、新しく飲み始めたようなものはないか、一度チェックしてみるといいでしょう。

「肝臓が悪い」というとアルコールのとり過ぎが原因と思われがちですが、最近はそれよりも**NAFLD**（ナッフルド／ナッフルディー：非アルコール性脂肪性肝疾患）が増えて問題になっています。これは過栄養、つまり、糖質や脂質のとり過ぎによって起こる脂肪肝で、まったくお酒を飲まない人でもなりますし、もちろんやせている人にも起こります。

肝臓はいろいろな仕事をしています。小腸で取り込んだ栄養素を乗せた血液は、門脈を通して肝臓に届けられるのですが、その血液の中には、体に必要な栄養素だけではなく、一部の細菌や化学物質など有害なものも入っています。肝臓は、それらを取り除く「**解毒**」の機能を担います。余分なものを口に入れれば入れるほど、この仕事は増えます。

また、最大の仕事は食べ物から摂取した栄養素や細胞の老廃物を分解してできた物質から、全身の細胞にとって必要な物質（たんぱく質やコレステロール、尿酸など）を必要な量、合成したりする「**代謝**」の仕事です。

余分に入ってきたブドウ糖や中性脂肪は大切なエネルギー源なので、肝臓はこれらの「**貯蔵**」もします。ブドウ糖は、飢餓になっても脳が働き続けられる量だけをまずグリコーゲン（ブドウ糖の塊）にして肝臓に備蓄されます。また、1gで4kcalのブドウ糖でたくわえておくより、1gで9kcalの脂肪でたくわえた方が効率的なので、残りは中性脂肪としてたくわえるのですが、その中性脂肪がたくわえられ過ぎると肝細胞が壊れ、細胞の中で仕事をしているAST、ALT、γ－GTPといった酵素が血液中に流れ出てていくのです。

つまり、肝機能検査の結果が悪くなった場合は、肝細胞が過労になっている証拠で、その原因を突き止めるために、生活を振り返ってみることが大切なのです。

NAFLDは、メタボとよく似ていて、生活習慣に原因があることがほとんどです。つまり、食事や運動など生活習慣の改善によって治すことができるわけです。

ただ、仕事が忙しくてなかなか運動できないという人も多いでしょう。運動しようと決意しても、最初に張り切りすぎて、息切れして三日坊主になってしまうこともよくあります。

運動は、長く続けなくては意味がありません。ジムに通わなくても、通勤の経路を変えて歩く距離を増やすとか、階段を使うように心がけるのでもいいのです。まずは日常生活の中で、長く続けられる方法を工夫してみましょう。

あとがき

健康診断は、病気を見つけるためだけに使うものではなく、生活習慣の結果を映し出す鏡のようなものであることが、本書を通じて伝わったでしょうか。

健康診断の結果は、その日に血管を流れていた100mLの血液、つまりコップに半分くらいの血液に、糖分やアブラなどがどれくらい含まれているか、それがどれくらいの強さ（圧力）で流れているかを数値化して示したものです。

「お椀1杯の味噌汁には、だいたい大さじ1杯分の味噌がちょうどいい」というのと同じように、私たちの血液にも、ちょうどいい糖分やアブラの量があって、その分量が維持されるように、多くの臓器が文句ひとつ言わずに必死で働いてくれています。

ところが私たちは、焼肉の食べ放題に行ったり、もったいないからと大盛りのご飯を残さず食べたり、スイーツだってパクパク食べることがあるでしょう。そんなときにも肝臓や膵臓、腎臓たちは、何とか「いつもの血液」になるように黙々と努力してくれているのです。健康診断の結果は、そんな臓器たちの年に一度の仕事の成果報告書ともいえるでしょう。

ところが、あまりに処理が多くなりすぎると、残念ながら臓器たちの仕事が追い付かず、「いつもの血液」よりも糖分やコレステロールの量が多い血液となってしまいます。それが、健診結果に異常マークがつくときです。臓器たちのあなたへのお知らせともいえるでしょう。

では、臓器たちはなぜ「いつもの血液」にし続けたいのでしょうか。

それは、いつもより糖分やアブラが増えた血液が血管を流れ続けると、だんだんと血管が傷つき、細胞に「いつもの血液」を送れなくなるからなのです。37兆の細胞が集まった私たちの体は、絶え間なく「いつもの血液」を届けてもらえないと、傷つき、衰えていってしまいます。そうならないように、臓器たちは必死で守ろうとしているのです。そんな健気な臓器たちの仕事を減らしてやれるのは、みなさんしかいないのです。

健診結果は暮らしを映し出す鏡です。無意識にしている習慣が「いつもの血液」から外れる原因だとしたら、それに気づくきっかけが健康診断で示される数値です。

みなさん、健康診断を嫌いにならないでください。年に一度、大切な体からのメッセージを最大限に活用して、自分の人生を生ききってほしいと思います。

本書はそうした体からのメッセージをどのように受け取り、解釈するかの手引き書です。健診結果をもらうたびに本書を引っ張り出して、ご自身の結果を読み解いてみてください。みなさんが、ご自身の体のスペシャリストになられることを心から楽しみにしています。

人生100年時代が到来しました。この長い期間を健康で過ごすためにはどうしたらいいでしょうか。60~70代の認知症や心血管疾患を予防するには、40~50代が重要です。だからこそ、年に1回の健診結果をどう解釈して、どう生かすのか、が大事なわけです。

何歳になっても、決して遅いわけではありません。本書を読んでくださっている「今日」こそが、これからの人生で一番若い日なのですから。

「予防で救える命は死なせない」これが私の目標です。

多くのみなさんが健康であり続けることに、本書が貢献できることを心から期待しています。

本書は、健康・医療情報サイト「日経Gooday」における2年余りの連載を基にまとめられたものです。私を見出し、毎月熱心に話を聞いてくださった副編集長の大谷珠代さんをはじめ、ライターの伊藤和弘さん、イラストレーターのつぼいひろきさん、前編集長の小野口哲さん、また、大谷さんとともに素晴らしい書に編集してくださった竹内靖朗さん、編集長の鈴木陽子さん、ほか日経ＢＰの関係者のみなさまに心から感謝申し上げます。

2023年8月

野口緑

著者略歴

野口緑（のぐち みどり）

大阪大学大学院医学系研究科 公衆衛生学 特任准教授

1986 年、兵庫県尼崎市役所入庁。2000 年から総務局職員部係長として、メタボに着目した独自の保健指導で実績を上げ、「スーパー保健師」として注目される。環境市民局課長、市民協働局部長、企画財政局部長を歴任し 2020 年退職。2013 年から大阪大学大学院招へい准教授、現在は大阪大学の特任准教授として、生活習慣病予防、保健指導介入の効果や手法の研究を行う。医学博士。

初出　日経 Gooday（https://gooday.nikkei.co.jp/）

4 コマ漫画	つぼいひろき
イラスト	内山弘隆
図版制作	増田真一
校正	円水社
p.201 イラスト	PIXTA

健康診断の結果が悪い人が絶対にやってはいけないこと

2023年 9 月19日　第 1 版第 1 刷発行
2024年10月30日　第 1 版第 3 刷発行

著　者　　野口緑
発行者　　松井健
発　行　　株式会社日経ＢＰ
発　売　　株式会社日経ＢＰマーケティング
〒105-8308　東京都港区虎ノ門4-3-12
デザイン　小口翔平＋阿部早紀子＋嵩あかり（tobufune）
編　集　　大谷珠代、竹内靖朗
編集協力　伊藤和弘
DTP　　アーティザンカンパニー
印刷・製本　大日本印刷株式会社

ISBN 978-4-296-20309-3

本書籍に関するお問い合わせ、ご連絡は下記にて承ります。
https://nkbp.jp/booksQA

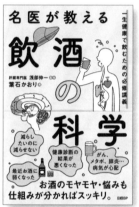